生命 Life

主编 曹君利

and 与 麻醉

U0284324

——拨开迷雾

看麻醉

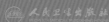

人民卫生出版社
PEOPLE'S MEDICAL PUBLISHING HOUSE

聊聊麻醉那些事儿

不打无准备之仗——麻醉前的准备

无影灯下的守护——术中的监测和管理

自始至终的陪伴——麻醉后的关怀与治疗

没有麻醉，手术就是屠刀下的惨叫。

没有麻醉，就没有人类近两百年的手术史。

没有麻醉，就没有生生不息的现代外科。

麻醉自出现以来，就担负着减轻患者痛苦、保障患者生命安全的重任。麻醉绝不是简单地打一针、睡一觉，而是集减轻痛苦、舒适安全、疼痛管理、重症救治等为一体的一门综合学科。

近年来，虽然麻醉医生逐渐由幕后走向了台前，国家也加大了对麻醉学科的宣传，但是仍然有很多人对麻醉不了解，对麻醉有很多疑问。比如麻醉会不会对小儿智力发育有影响，孕妇能不能麻醉，分娩镇痛是怎么回事，等等。

针对广大人民群众对麻醉经常提出的问题，结合临床工作的实际情况，本书以文字结合漫画的形式，从麻醉前、麻醉中、麻醉后几个方面，图文并茂地回答了大家关于麻醉的疑问，希望能借此拨开麻醉的神秘面纱，使大家更好地认识麻醉、了解麻醉、配合麻醉。

生命 Life

and 与

麻醉

——拨开迷雾

看麻醉

主　编　曹君利

副主编　刘　苏

编　者（按姓氏汉语拼音排序）

陈若鸥　陈文馨

刘梦娇　周　莹

人民卫生出版社
·北京·

图书在版编目（CIP）数据

生命与麻醉：拨开迷雾看麻醉/曹君利主编. ——
北京：人民卫生出版社，2023.5
ISBN 978-7-117-34197-4

Ⅰ. ①生… Ⅱ. ①曹… Ⅲ. ①麻醉学 - 普及读物
Ⅳ. ①R614-49

中国版本图书馆 CIP 数据核字（2022）第 241874 号

| 人卫智网 | www.ipmph.com | 医学教育、学术、考试、健康，购书智慧智能综合服务平台 |
| 人卫官网 | www.pmph.com | 人卫官方资讯发布平台 |

生命与麻醉——拨开迷雾看麻醉
Shengming yu Mazui—Bokai Miwu Kan Mazui

主　　编：曹君利
出版发行：人民卫生出版社（中继线 010-59780011）
地　　址：北京市朝阳区潘家园南里 19 号
邮　　编：100021
E - mail：pmph @ pmph.com
购书热线：010-59787592　010-59787584　010-65264830
印　　刷：廊坊一二〇六印刷厂
经　　销：新华书店
开　　本：889×1194　1/32　印张：6.5
字　　数：163 千字
版　　次：2023 年 5 月第 1 版
印　　次：2023 年 5 月第 1 次印刷
标准书号：ISBN 978-7-117-34197-4
定　　价：39.80 元

打击盗版举报电话：010-59787491　E-mail：WQ @ pmph.com
质量问题联系电话：010-59787234　E-mail：zhiliang @ pmph.com
数字融合服务电话：4001118166　E-mail：zengzhi @ pmph.com

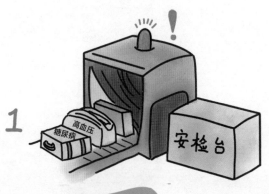

1

糖尿病 高血压

安检台

术前"安检员"

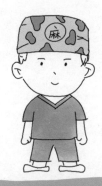

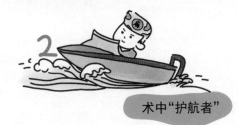

2

术中"护航者"

代号：　**麻叔**

职责：　麻醉手术旅程
　　　　的"安全保障者"

3

术后"阵痛使者"

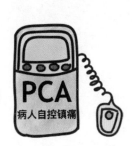

PCA

病人自控镇痛

序

医学知识博大精深，人体功能错综复杂，如何通过简单的方式将生命现象解释清楚一直是医学教育工作者面临的重要难题。漫画，是一种艺术形式，是用简单而夸张的手法来描绘生活、生产和实践的图画。漫画风格虽然简练，但却十分注重意义的传达，通过幽默、诙谐的画面，揭露事物的本质。如果能够采用漫画的表现手法揭示生命现象和医学理论，将会使复杂深奥的生命本质变得深入浅出、形象易懂。

麻醉是通过药物或其他方法产生的一种中枢神经系统或周围神经系统的可逆性功能抑制，可以消除患者手术疼痛，合理控制应激和维护重要脏器功能，保证患者安全，从而为外科手术创造理想的条件。围绕着如何实施理想麻醉以及麻醉对人体各器官、系统和整体功能的短期和长期影响就构成了麻醉学的基础理论体系。这些理论对非专业读者来说无异于"天书"，如何通过漫画的表现形式将麻醉医学的复杂理论更精准而简单地呈现给大众呢？徐州医科大学麻醉学教学团队进行了有益的尝试，组织编写了《麻醉医生看生命》漫画科普丛书，包括四个分册：《生命与人体功能——奇妙的身体旅行》《生命与麻醉——拨开迷雾看麻醉》《生命与药物——小物质有大力量》《生命与脑——意识与脑的协奏曲》。丛书站在麻醉医生的角度，将漫画与文字相结合，生动形象地诠释了与我们生活息息相关的生命现象，包括麻醉状态下各器官的功能改变、麻醉药物的作用机制，以及人们普遍关注的麻醉给身体带来的影响等问题，将抽象、复杂的医学知识变得浅显易懂，使读者更乐于阅读，更便于理解。

教材是立德树人的重要载体，用心打造"培根铸魂、启智增慧"的科普教材是当代教育工作者肩负的光荣使命。在本丛书的编写过程中，徐州医科大学麻醉学教学团队始终秉承"落实立德树人根本任务、全面推进素质教育、培养创新创业人才"的重要原则，兼顾科普教材的通俗性、趣味性和实用性，用心打造了这一漫画科普丛书。

徐州医科大学创办了我国第一个麻醉学本科专业，编写了我国第一套麻醉学专业教材，构建了中国特色的麻醉学终身教育体系，2019 年获批国家首批"一流专业"建设点。麻醉学专业作为徐州医科大学的特色品牌专业，在全国麻醉学教育中具有重要位置，被誉为"中国麻醉人才的摇篮"。徐州医科大学在多年的麻醉学教育与研究工作中积累了丰富的经验，对国家麻醉学的人才培养和梯队建设做出了卓越的贡献。因此，徐州医科大学麻醉学教学团队有责任、有义务，从麻醉学的角度为广大读者描绘生命的伟大画卷，诠释生命的本质、麻醉药物的作用机制、麻醉的实施过程、麻醉可能的并发症，以及解开人们对麻醉的误解与困惑，从而帮助读者了解生命，关爱生命。本科普丛书将为满足人民群众日益增长的健康需求和对美好生活的向往提供丰富的精神食粮。

教育部长江学者特聘教授
科技部中青年科技创新领军人才
中国医师协会麻醉学医师分会副会长

董海龙

2023 年 1 月

前　言

提起麻醉，相信大家会感到既神秘又陌生。每个人在漫漫人生道路上或早或晚都会有生病就医甚至需要住院的时刻，有时还需要手术治疗。每当这个时刻来临，人们多是恐惧的、胆怯的、焦虑的，对手术与麻醉充满了困惑，但同时也渴盼着手术的顺利进行，渴盼着手术过程中的舒适。这个时刻，就是麻醉医生充分发挥作用的时刻。

麻醉医生以解决患者痛苦为己任，尽全力让患者不再恐惧、不再胆怯、不再焦虑，并且保证整个就医过程的安全与舒适。

很多人提起麻醉，常局限在麻醉不过就是"打一针，睡一觉"的认知中，局限在"麻醉是个简单容易的事情"的固有印象中。然而事实却远非如此，作为一名合格的麻醉医生，在无影灯下的生死博弈中，我们虽不是主角，却眼观六路、耳听八方，监测患者的各项生命体征，时刻守护患者的生命安全。麻醉医生是患者生命的守护神，是无影灯下的幕后英雄。近年来，麻醉医生也渐渐走出手术室，从幕后走到了台前，穿梭于医院各个角落，日间手术，无痛胃、肠镜检查，分娩镇痛、无痛支气管镜检查等，都离不开麻醉医生。同时麻醉医生还要做好急、慢性疼痛及癌痛诊疗、重症治疗、疾病诊治与心肺复苏等工作。这些都并非是打一针就能完成的简单工作。

那么麻醉究竟是怎么回事呢？麻醉医生要做哪些工作？作为患者，应该如何配合麻醉医生的工作呢？本书将结合生动的插画，以通俗易懂的语言为读者提供与麻醉有关的100个常见问题的答案，风趣而又科学地解释与我们息息相关的麻醉，为读者一步步揭开麻醉的神秘面纱，尽可能还原麻醉的真实面貌，诸如麻醉的起源、麻醉医生究竟在干什么、手术时患者应该配合麻醉医生做什么，等等。我们期望通过本书的讲解，越来越多的非医务工作者能够熟悉麻醉医生的工作，认识麻醉医生角色的重要性，也逐渐理解麻醉不仅是打一针就完事的工作；了解麻醉医生的存在价值；患者在未来也可以更好地配合麻醉医生、外科医生进行手术；麻醉医生与患者能够拉近关系，医患关系更加和谐。

本书不仅适用于即将做手术的患者及其家属，同时也适用于麻醉和非麻醉专业的医护人员、各专业医学生及对麻醉学知识感兴趣的广大读者。

曹君利

2023 年 1 月

目录

第二章
不打无准备之仗
—— 麻醉前的准备
52

第三章

无影灯下的守护
——术中的监测和管理
100

第四章
自始至终的陪伴
——麻醉后的关怀与治疗
150

生命
Life
and 与
麻醉

第一章

聊聊麻醉那些事儿

一、麻醉就是"打一针，睡一觉"吗

作为麻醉医生，我们生活中经常会被朋友问到，麻醉是不是就是"打一针"？当然不是这么简单。所谓的"打一针"只是麻醉医生日常工作的"冰山一角"。麻醉，是通过某些药物或技术，人为地、可逆地使患者身体的一部分或全身失去知觉，从而感受不到疼痛，这一过程伴随或不伴随意识的消失。**麻醉不仅能有效地减轻患者的痛苦，增加患者的舒适度，同时能让医生更好地实施手术，提高手术的成功率。**

麻醉不只是"打一针"，更要保障围手术期安全。大多数麻醉医生的工作地点主要集中在中心手术室、日间手术室、产科手术室、门诊手术室、胃肠镜室，偶尔也需要在 CT、核磁及 B 超室等地方。麻醉包括术前的充分评估和准备，术中的严密监测和精准管理，术后的镇痛管理和无处不在的人文关怀。外科医生专注于手术时，麻醉医生就在患者身边，面对个体差异极大的各类患者，麻醉医生不敢有丝毫怠慢，须密切观察患者的生命体征变化，打起十二万分精神盯着每一个数据的变化。一旦发现异常，马上出手，及时处理各种突发状况。

麻醉医生一般要肩负急诊急救工作。这项工作不仅需要麻醉医生打麻药，还需要麻醉医生利用气管插管、动静脉穿刺及控制生命体征等专业技能在关键时刻与各个学科的医护人员联手抢救患者。

那些看不到、记不住的事情往往更能体现麻醉医生的价值。麻醉医生真正是无影灯下的守护神，是患者围手术期的守护神。

麻醉小故事

据美国著名华裔麻醉学家李清木教授讲述，过去在美国，很多人认为麻醉医生的工作，就是给病人打一针这么简单，麻醉医生没必要拿这么高的薪水，应该减薪。于是就有了一场激烈的电视辩论。辩论会上，麻醉医生说了这样一句话："我打这一针是免费的，而我收的费用和我拿的薪水，是打完针后看着患者，不要让他（她）因为麻醉或手术出血而死去，并确保他们术后能安全醒来。如果你们认为我钱拿多了，没问题，我打完针走就是了。"从此美国不再争论麻醉医生的工资了，因为大家都知道麻醉医生是维护患者生命健康的保护神。

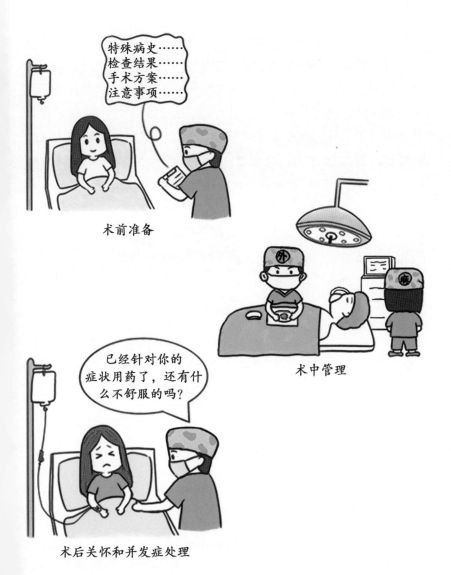

术前准备

术中管理

术后关怀和并发症处理

5

二、没有麻醉时是怎么开刀的

天下武功，唯快不破。在麻醉出现之前，那时候动刀子，拼的就是速度与果断，外科手术全靠医生手速，对于患者来说，手术就是"行刑"。当时最著名的一场截肢手术，仅需30秒就完成了，整个过程非常残忍且不人道：几个壮汉把患者按住，医生趁患者没反应过来，赶紧拿锯子锯断残肢，然后从炉火中拿起一块烧红的烙铁，猛地按在伤口处止血。18世纪的英国女小说家Fanny Burney（范尼·伯尼）曾描述她接受乳腺肿物切除术时的感受："（我被7个大汉按住）当那可怕的钢铁刺进我的胸膛，刺穿了静脉、动脉、肌肉、神经，我抑制不住地开始尖叫、哭泣，这简直是令人死亡的酷刑。整个过程在我无尽的痛苦中进行着……"

后来医生们还发明了"酒麻"——把患者灌醉，"棍麻"——用棍棒把患者打晕，"放血麻"——给患者放血使其休克。这些所谓的"麻醉"，要么镇痛效果不佳，要么过于凶残直接导致患者死亡。

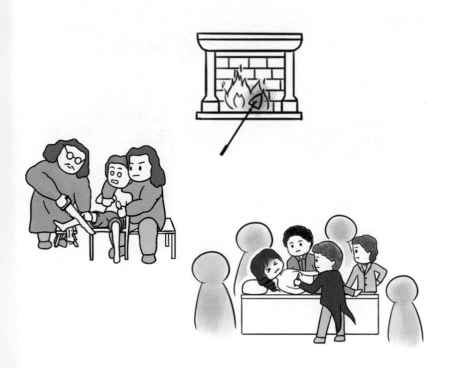

三、麻醉是什么时候出现的

麻醉是由药物或其他方法产生的一种中枢神经系统和／或周围神经系统的可逆性功能抑制，这种抑制的特点主要是感觉（特别是痛觉）的丧失。随着医学的不断发展，麻醉学领域已经远远超出了麻醉一词所能涵盖的范围。

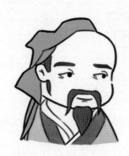 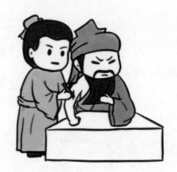

麻醉最早可追溯到人类历史最古老的石器时代，古人应用砭石、骨针或竹针来镇痛治病。我国战国时期（公元前475—前221年），《黄帝内经》已有针刺治疗头痛、牙痛、耳痛、腰痛、关节痛和胃痛的记载。**东汉时期华佗用酒冲服麻沸散**，令病人全身麻醉后进行剖腹手术。此后，历代医书中不断有中药具有麻醉与镇痛作用的记载。在明、清时期医学文献中也有不少关于中草药用于麻醉的记载，其中叙述较多的是洋金花。在古代印度、巴比伦、希腊等国家，也曾采用大麻、曼陀罗、罂粟酒等镇痛。

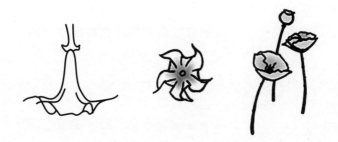

1846年10月16日，美国的牙科医生William Morton（威廉·莫顿）在麻省总医院让患者吸入乙醚气体，成功地让患者在无痛状态下接受颈部肿块切除术，曾轰动一时。其实早在1842年3月30日，美国医生Long就已经进行了世界上第一例乙醚麻醉下的颈部肿瘤切除术，只是Long为人低调且当时信息不发达，直到1848年才被大众知晓。乙醚等全身麻醉成功地应用于外科手术，是近代麻醉学的开端。自此，麻醉逐渐向着安全、无痛、舒适方向发展。

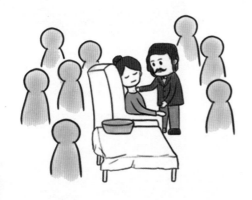

威廉·莫顿
William Morton

四、什么是全身麻醉，什么是半身麻醉

麻醉方法通常分为全身麻醉和局部麻醉，而局部麻醉又分为椎管内麻醉（即半身麻醉）、区域神经阻滞麻醉和局部浸润麻醉。通俗一点儿讲，全身麻醉（简称全麻）就是大家所说的"睡了一觉"，手术过程中，患者处于睡着状态，对手术刺激没有意识和反应；半身麻醉（简称半麻）是指患者意识不受影响，仅下半身失去知觉；局部麻醉（简称局麻）是指术中患者意识清醒，仅身体局部阻滞区域内无痛觉，而其他部位不受影响。

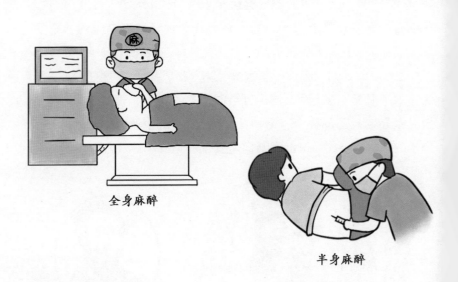

全身麻醉

半身麻醉

"全身麻醉"是指麻醉药经呼吸道吸入、静脉注射或肌内注射进入体内，产生中枢神经系统的暂时抑制，临床表现为神志消失、全身痛觉消失、遗忘、反射抑制和骨骼肌松弛。

"半身麻醉"是指椎管内麻醉，包括蛛网膜下腔麻醉（俗称腰麻）、硬膜外阻滞麻醉、腰硬联合麻醉、骶管阻滞麻醉等麻醉方式。半身麻醉主要是通过在患者背部脊椎间隙穿刺，将麻醉药注入脊柱的硬膜外腔或蛛网膜下腔，通常会导致患者的下半身不能动，感觉不到疼痛等刺激，但意识是清醒的，有自主呼吸，知道术中发生的事情。

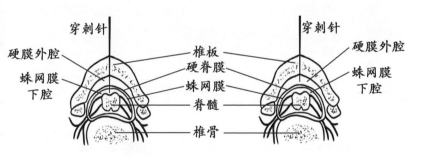

五、全身麻醉和睡觉有区别吗

我们在工作中经常会告诉患者“麻醉就是让你好好睡一觉，睡醒了手术就做好了”，其实这两者是有很大区别的。①虽然全身麻醉和睡眠都是大脑意识水平的降低，但全身麻醉时的意识水平比睡眠时甚至深睡眠时更低。所以，全身麻醉过程中患者全程无知晓，人体不会有任何意识，偶尔会有做梦等睡眠现象。②在睡眠时，大脑在非快速眼动睡眠时的慢波和快速眼动睡眠时的快波之间切换；然而在全身麻醉的情况下，脑电波在同一状态下保持不变，并在手术中一直保持这种状态。③此外，自然睡眠涉及中枢神经系统、内分泌系统等一系列周期性的协调工作，是一种自然现象，而全身麻醉是使用药物让机体进入“意识消失、肌肉松弛、感受不到疼痛”的状态。④接受全身麻醉的患者除“睡着了”之外，往往还需要呼吸机辅助或控制呼吸，也不会因手术中疼痛而“惊醒”。

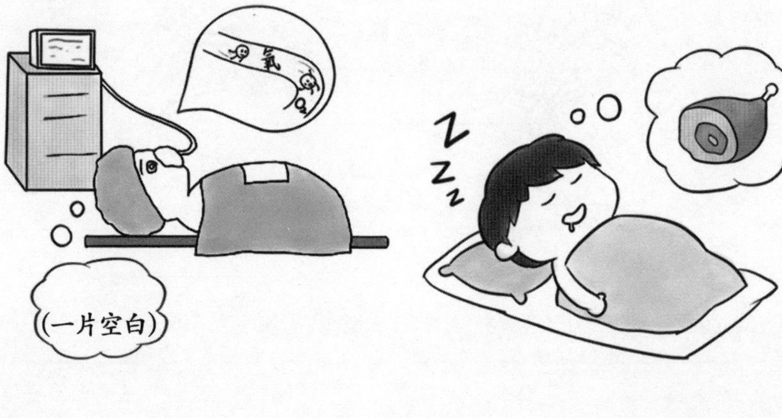

六、全身麻醉会不会影响智力

对于神经系统衰老且脆弱的老年人而言，全身麻醉手术的风险会因为神经系统负担增加而升高，可能会产生术后认知功能障碍。因此，老年人在进行手术之前，医生就麻醉的相关事宜都会进行全面且妥善地布局。

但对于大脑神经系统功能完善的中青年人而言，全身麻醉的影响大多是醒后可能会出现一段时间的恍惚，这是因为记忆出现断层的结果，但却并不会对大脑和神经系统的健康造成影响，还请放心。

而最令人关心的，莫过于孩子的智商是否会被麻醉药物影响。答案是不会的。 尽管有动物研究显示，全身麻醉药物会影响神经元的发育，但在人体研究中尚未发现类似现象。国内、外都进行过大量的临床研究，没有明确证据表明全身麻醉会对儿童的智力发育造成影响。对于 3 岁以上的儿童和成年人来说，全身麻醉药物对学习、记忆能力完全没有影响；对于 3 岁以下的儿童来说，短时间（＜ 3 小时）的全身麻醉也不会影响神经功能。全身麻醉所用的药物大多快速起效且作用时间短，在体内不会有蓄积现象。待手术结束后停止全身麻醉药的摄入，全身麻醉药会迅速排出体外，不会遗留全身麻醉药的后遗效应。人的智力并不会因为一次短暂可逆的全身麻醉而受到影响。所以，大家不用担心，全身麻醉不影响孩子的学业。

对于特殊人群，比如心脏病患者，高血压、糖尿病患者，全身麻醉可能的确存在一定的风险，因此在使用时会相对谨慎，但对于孩子，以及大多数成年人而言，全身麻醉并没有想象中那么可怕，只是手术前的必要告知还请正确认知，千万不要让错误的观念影响了手术的进程，以至于延误病情。

麻醉会让人的智力下降吗？

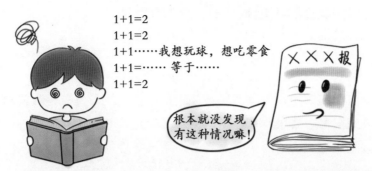

一般情况下，麻醉不会影响人的智商。很多人会担心全身麻醉药物对神经系统以及智力方面有影响，其实没必要担心，经过大量临床试验及临床应用，到目前为止还没有发现其对神经系统和智力产生确切影响的报道。

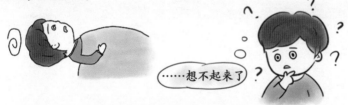

因为绝大多数麻醉药物只是暂时性地作用于人体中枢神经系统，产生暂时性的意识消失及记忆消失。

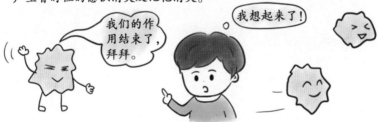

绝大多数麻醉药物作用时间短暂，经机体完全代谢排出体外后不会遗留后遗症。

七、为什么我不记得手术室内的事情

在全身麻醉期间，麻醉医生会使用很多药物，其中**有一种药物是用来缓解患者紧张、焦虑情绪的，如咪达唑仑**。这类药物，在缓解紧张、焦虑的同时，会对患者产生顺行性遗忘作用，即不能回忆起某件事情（如进入手术室后的事情）发生之后的记忆（失忆阶段），而对失忆前的长期记忆没有影响。这一作用，有效地避免了因患者对手术的恐慌、焦虑而产生的心理阴影，所以绝大多数患者在术后都不记得手术室内的事情。正如科幻电影《黑衣人》中，当人们遇到或看到了恐怖事件后，黑衣人用闪光灯一照，就擦除了人们的这部分记忆。

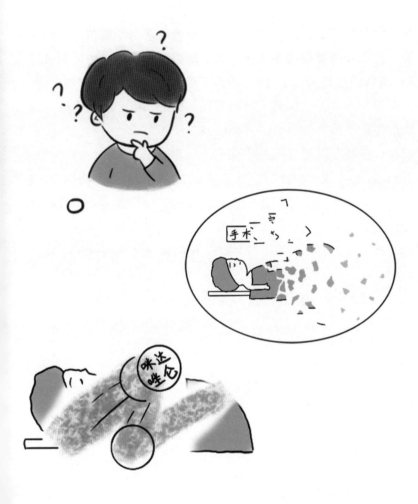

17

八、"半身麻醉"后会腰痛吗

所谓半身麻醉是指椎管内麻醉。**我们脊柱里有个管状腔，叫作椎管，里面有脊髓和很多神经，半身麻醉就是通过腰椎间隙进行穿刺，将麻醉药注入这个管腔，使得下半身麻醉。**在这一穿刺过程中，可能会发生皮肤、韧带、肌肉等损伤情况，确实可能导致术后腰痛的发生。但由于目前的穿刺针都做了相关改良，对组织的损伤很小，在腰椎解剖结构正常的情况下，术后腰痛发生的概率极小。但仍有部分人群，特别是产妇、老年人会常常主诉麻醉后腰痛。这可能是由于过度肥胖或韧带钙化等因素，导致穿刺不顺利，反复穿刺引起韧带、骨组织损伤而产生无菌性炎症。但这种疼痛是局部的，且持续时间较短，可以通过局部热敷或理疗很快缓解。且患者腰痛，也可能与以下因素有关：①术后长时间卧床；②长时间被动体位，如哺乳、久坐等；③针孔感染，针孔周围有红、肿、热、痛感觉。

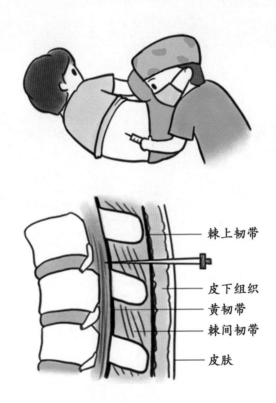

棘上韧带

皮下组织
黄韧带
棘间韧带

皮肤

九、麻醉药会成瘾吗

无论在麻醉门诊、术前麻醉评估中心，还是在病房，麻醉医生经常发现，许多人即使强忍病痛煎熬也不愿使用麻醉药品，患者害怕自己会对药物成瘾。当人们受到疼痛刺激时，人体分泌的内啡肽可与阿片类受体结合，从而削弱疼痛信号。相较于内啡肽，阿片类药物与阿片类受体的结合更强、更持久，故阿片类药物能缓解更加严重的疼痛。但阿片类药物会与大脑中的阿片类受体结合，触发多巴胺的分泌，产生"愉快感"，也会抑制去甲肾上腺素的分泌，影响机体清醒度、呼吸及循环。且随着时间推移，阿片类受体数量可能会减少，受体反应性变弱，要想体验先前同等多巴胺分泌产生的"愉快感"，则需要更大的剂量，而这会导致机体产生药物依赖性，即成瘾，但这是建立在长期、大量或者是过量应用药物基础之上的。

随着技术的进步与药物的改进，现如今使用的都是镇痛性强、成瘾性小的药物，且临床应用的剂量都是在安全剂量范围内，同时麻醉医生会根据患者具体情况调整给药的方式和剂量，减少血药浓度波动给患者造成的欣快感，所以一般不会成瘾。但如果私自滥用药物，就有可能引起不良反应，甚至成瘾。

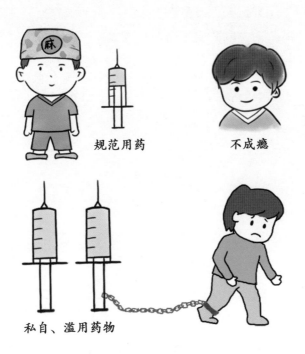

规范用药　　　　　不成瘾

私自、滥用药物

十、麻醉药有什么不良反应

是药三分毒。所有的药物对身体都有一定的不良反应，不同的麻醉药，不良反应有所不同。阿片类镇痛药的常见不良反应有恶心、呕吐、皮肤瘙痒、便秘、头晕，严重者表现为呼吸抑制、窒息等。全身麻醉药会引起血压下降、呼吸抑制等，局部麻醉药有心脏毒性作用。但只要在麻醉医生的密切监护下，这些不良反应都不会对患者产生明显影响，麻醉医生会采取各种措施来预防不良反应的产生。麻醉前，麻醉医生会备好抢救药物和设备，进行严密的生命体征监测，一旦发生不良反应可以立刻进行救治。

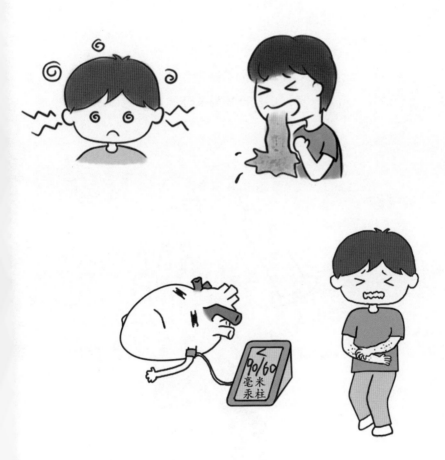

十一、麻醉药与迈克尔·杰克逊之死

一代流行音乐巨星迈克尔·杰克逊突然死亡，引起社会广泛关注。大量证据表明，麻醉药丙泊酚是导致迈克尔·杰克逊意外死亡的首要原因，而这一案件的犯罪嫌疑人正是为迈克尔·杰克逊治疗失眠症的私人医生穆雷。

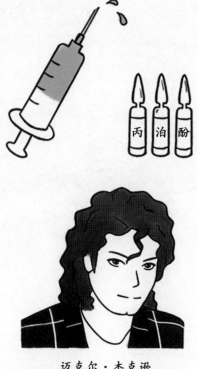

迈克尔·杰克逊

丙泊酚是一种快速、短效的静脉麻醉药物，由于起效迅速、效果确切、作用时间短暂、苏醒迅速，加之使用方法并不复杂，丙泊酚因此成为最常用的静脉麻醉药。但丙泊酚对呼吸、循环系统有抑制作用，特别是在快速、超剂量使用时，会导致患者血压下降，呼吸抑制，甚至呼吸暂停；还可能导致过敏，也可能会诱发惊厥。所以，几乎所有的说明书都警示：本品必须由麻醉医生使用，同时应备有人工呼吸机和供氧设备。**在家中或由非麻醉医生使用丙泊酚是非常危险的。迈克尔·杰克逊之死，正是因为其家庭医生给其注射了过量的丙泊酚，导致其呼吸抑制而死亡。**

>>>>>>>>

十二、蒙汗药是麻醉药吗

看过古装电视剧的人都听说过蒙汗药，《现代汉语词典》中"蒙汗药"的解释是"使人暂时失去知觉的药"。那蒙汗药是不是麻醉药呢？

其实史书中记载的蒙汗药，是一种叫曼陀罗花的中药，也叫洋金花、风茄花。曼陀罗花起麻醉作用的有效成分是东莨菪碱、莨菪碱和少量阿托品，具有扩瞳、抑制腺体分泌、抑制多种平滑肌收缩和中枢镇静作用。人服用蒙汗药后可迅速导致昏睡，经过一段时间后才有苏醒的可能。由于该药的主要作用是使肌肉松弛，抑制汗腺分泌，所以古人将此药取名为"蒙汗药"也是名副其实。

用曼陀罗花制作麻醉药由来已久。据考证，东汉时期华佗所创的
世界上最早的麻醉剂——麻沸散，其主要成分就可能是曼陀罗花。
另有南宋《扁鹊心书》中的全身麻醉方剂——睡圣散，明代的草
乌散。由此看来，蒙汗药其实也是一种麻醉药。

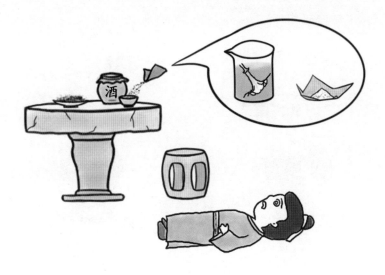

聊聊麻醉那些事儿

十三、麻醉药氯胺酮与抑郁症

氯胺酮是所谓"K粉"的主要成分，是一种白色的粉末。它产生于20世纪60年代，在越南战争期间作为镇痛剂迅速流行起来。后来由于其致幻的效果，被不法分子利用，成为一种广泛传播的"毒品"。**近年来，氯胺酮已被证明具有快速、强效的抗抑郁作用，成为目前临床治疗情绪障碍的一大热点。**

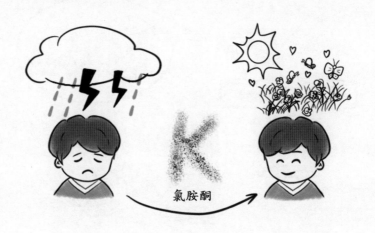

氯胺酮

抑郁症是最严重的难治性精神疾病之一，致死、致残率高。传统抗抑郁药物（如选择性 5-羟色胺再摄取抑制药和 5-羟色胺去甲肾上腺素再摄取抑制药等）起效缓慢，需几周至数月才能产生明确治疗效应，且对于难治型抑郁症和双向情感障碍等疗效有限。氯胺酮作为新型抗抑郁药物，由于其快速的抗抑郁作用（在几小时内改善情绪），以及能够在很多（＞70%）难治性抑郁症患者中取得疗效，被誉为整个精神疾病领域近半个世纪最重要的发现，是抑郁症患者的福音。抑郁症患者必须通过精神科医生开具处方，规范合理用药，才能达到治疗抑郁症的目的。

＞＞＞＞＞＞＞＞

十四、注射死刑是不是注射麻醉药

注射死刑是指注射足以致命剂量的致命性药物使被注射者瞬间无痛苦死亡的过程。通常先让被注射者丧失意识，然后使其呼吸和心跳停止。**注射死刑的药物包括 3 种，在执行的时候按顺序依次注射到罪犯体内，即麻醉类药物、肌肉松弛药和大剂量氯化钾。**真正起致死作用的是高浓度氯化钾，可以使受刑人心搏骤停。执行人员启动注射泵仪器，首先为罪犯注入的是麻醉药，目的在于让罪犯进入镇静和深度睡眠状态，让其感受不到之后注射药物带来的痛苦。在受刑人被深度麻醉以后，执行人员会给其注射肌肉松弛药，让受刑人停止自主呼吸，最后注射高浓度的氯化钾溶液让受刑人心跳停止，等全部药物注入后约 1 分钟，罪犯死亡。

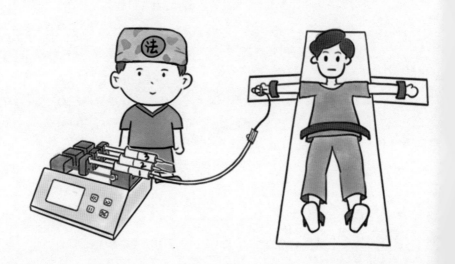

十五、孕妇能进行麻醉吗

妊娠期间有些手术是必须要做的，但是又担心麻醉药会对孕妇及胎儿产生不良影响。孕妇除了禁忌证不能进行麻醉，另外还需要考虑两个问题。

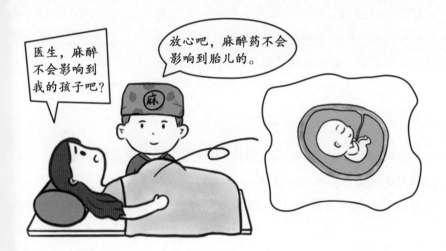

一是孕期。孕期前 12 周是胎儿各个器官发育的关键时期，考虑到麻醉药对胎儿的影响（还未十分明确），对于需要进行全身麻醉的手术而言，一般不建议此时进行手术及麻醉。 因为，此时胚胎的神经系统以及各个器官发育处在关键时期，而全身麻醉手术需要通过麻醉药来抑制中枢神经系统，这很有可能对胚胎的发育造成影响。但是当孕妇合并严重疾病，如心脏病、血液病，或者同时伴发急症，此时应将抢救孕妇的生命放在第一位。孕中期（12 周之后）流产或早产风险最低，是进行所需手术的最佳时间；孕晚期最大的风险是在手术期间或之后出现早产。

二是麻醉方式和药物。孕妇可以通过局部麻醉或椎管内麻醉进行手术。 由于药物作用在局部，不会对胎儿产生影响。如果需要全身麻醉，麻醉医生会尽量选择不通过胎盘、对胎儿无影响或者影响小的药物，减少麻醉药对胎儿的影响。手术之后不建议静脉输液用药治疗，因为孕期用药都不是绝对安全的，输液过程中就有可能出现药物影响，造成胚胎发育畸形。总之，由于怀孕期间身体比较敏感，各种药物都不是绝对安全，应尽量避免使用全身麻醉药。

＞＞＞＞＞＞＞＞

十六、分娩镇痛是怎么回事儿

分娩镇痛是用各种方法使分娩时疼痛减轻甚至消失。目前，通常使用的分娩镇痛方法有两种：一种方法是药物镇痛，包括吸入笑气（麻醉性气体）、肌内注射或静脉注射镇痛药、椎管内注射镇痛药等；另一种方法是非药物性的，包括精神安慰法、针刺麻醉、经皮神经电刺激、水下分娩、产前训练、指导子宫收缩时的呼吸等。

目前，国内、外公认最有效、最安全，也是最可行的镇痛方法就是椎管内注射药物。其原理是通过埋置的软管，将药物注射到椎管内，阻断来自子宫的感觉神经，在第一站阻断痛觉的传入，减少宫缩带来的疼痛。具体操作：产妇侧躺，屈膝，双手抱住膝盖，麻醉医生从背部选择合适的椎间隙入针，注入麻醉药物，使产妇下半身产生麻醉镇痛的效果。

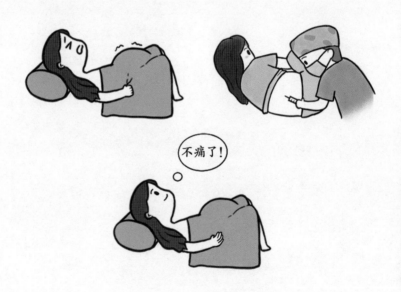

不痛了！

十七、分娩镇痛有什么好处

分娩镇痛过程中，产妇是清醒的，宫缩和运动不受影响，体力消耗减少，使产妇能够更好地配合阴道分娩，降低剖宫产率，也减少剖宫产带来的感染等不良影响，而且对于由顺产转剖宫产的产妇，也可以争取更多的时间，使整个产程更安全。**分娩镇痛可以缓解产妇的疼痛和焦虑，维护产妇的尊严，降低产后抑郁的发生率，也有利于乳汁的分泌。**

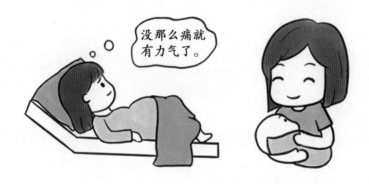

无痛分娩抑制了产妇的应激反应，改善了产妇子宫内胎盘的血液供应，稳定胎心，使新生儿脐动脉氧分压明显增高，降低胎儿发生酸中毒和缺氧的可能性。无痛分娩使用的药物安全性高，对胎儿无不良影响，也不会影响哺乳。分娩镇痛的麻醉药剂量只有剖宫产麻醉药剂量的十分之一或更少，因此，它的风险比剖宫产要小很多，且没有手术伤口，术后疼痛轻，还避免了腹部伤口感染、肠粘连、开腹手术副损伤等并发症的发生。

>>>>>>>>

十八、所有产妇都可以实施分娩镇痛吗

并非所有产妇都可以实施分娩镇痛。目前，不能实施分娩镇痛的产妇主要分为两大类：**第一类**是主观上无意愿或拒绝的，就是产妇本人不愿意的；**第二类**是客观上不能实施的，包括经产科医生、助产士评估，产妇不适合经阴道自然分娩，如胎位不正、头盆不称、骨盆狭窄、胎心不好等，或经麻醉医生评估有椎管内穿刺禁忌，不能实施分娩镇痛的，如颅内高压、凝血功能异常、穿刺部位及全身性感染、产科急症、腰椎畸形或有剖宫产史以及影响穿刺操作的情况等。

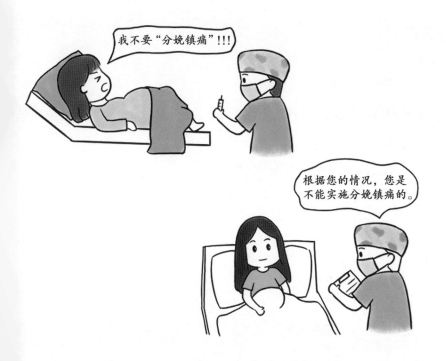

十九、"无痛胃镜检查"和"胃镜检查"有什么区别

"胃镜检查"指常规的普通胃镜检查，患者在做这种胃镜检查时，大多数会出现呕吐、恶心等症状，检查过程中的焦虑、害怕，可能会诱发心绞痛、心肌梗死、脑卒中等严重并发症。**"无痛胃镜检查"是指患者在麻醉的状态下完成胃镜检查**，而且在整个检查过程中没有任何痛苦，睡一觉，胃镜就做好了，非常适合一些较为敏感的患者。"无痛胃镜检查"更清晰、更准确，检查更从容，对于微小病变及早癌检出更具优势。

普通"胃镜检查"和"无痛胃镜检查"的区别：①不是所有患者都适合做无痛胃镜检查，麻醉医生要对患者的基本情况进行评估，判断患者能否耐受麻醉，毕竟麻醉是有风险的；②做普通胃镜检查时可以不需要陪同，而无痛胃镜检查必须有人陪同；③普通胃镜检查后患者可立即离开，而无痛胃镜检查后，患者要在观察室观察 20 ～ 30 分钟后才可以离开。

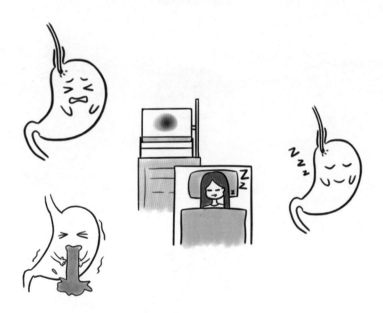

聊聊麻醉那些事儿

二十、酒量大是不是不容易"麻倒"

大家可能听说过或在新闻上看到过，酒量大的人手术前麻醉要给几倍常规剂量的麻醉药才能"麻倒"。那么酒精和麻醉究竟有什么联系呢？大量饮酒的人需要更多的麻醉药吗？

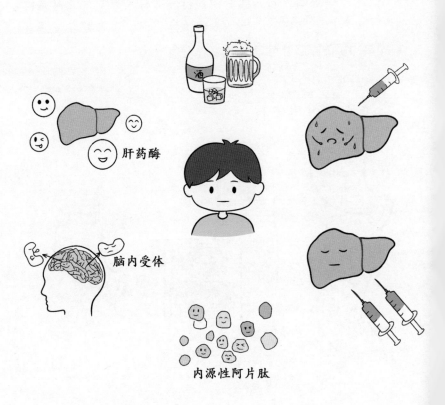

肝药酶

脑内受体

内源性阿片肽

对于需要"局部麻醉"（局部浸润麻醉、外周神经阻滞麻醉）或"椎管内麻醉"的患者来说，饮酒一般不会影响到麻醉。但**如果长期酗酒，会导致肝肾功能损伤，可能引起凝血功能障碍等。严重的凝血功能障碍是脊椎麻醉（腰麻）、硬膜外麻醉的禁忌证之一。**

对于需要全身麻醉的患者来说，酒量大的患者一般需要更多的静脉全身麻醉药（丙泊酚、咪达唑仑、阿片类等），可能原因如下。①酒精和麻醉药都经肝药酶代谢排出体外，酒量好的人往往肝药酶表达增加，麻醉药代谢加快，从而降低了麻醉效果，为达到麻醉效果常需增加用量。②全身麻醉药通过增强 γ - 氨基丁酸受体的抑制作用来达到麻醉效果，而有研究表明，长期大量饮酒者脑内多部位 γ - 氨基丁酸受体表达下降，并可导致这种受体对苯二氮䓬类物质及全身麻醉药的耐受，导致其敏感性降低。③有研究显示，酗酒能够刺激多种内源性阿片肽的释放，导致机体对阿片类药物产生耐受，临床上常需增加用量以满足麻醉需求。

特别提醒，不是所有酒量大的人都要增加麻醉药的剂量。当肝功能已严重受损时，药物代谢普遍减慢，导致麻醉药的需求量减少，且容易出现苏醒延迟现象。

二十一、是不是麻醉了就不疼了

抑制疼痛是麻醉的重要作用之一。全身麻醉时病患的意识是消失的，麻醉医生会根据患者的血压、心率变化及麻醉深度检测的情况判断镇痛是否足够，然后决定是否需要调整镇痛药的剂量。**全身麻醉的患者处于意识消失的状态，是感受不到疼痛的。但是术后，麻醉药药效消失，患者还是能感受到疼痛。**非全身麻醉时，手术操作部位也是不疼的。

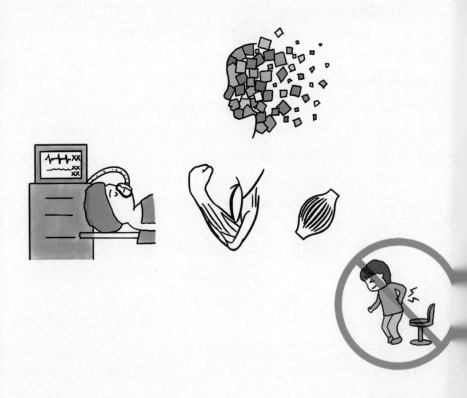

但是，有时候患者仍然能感受到疼痛，有以下原因：①疼痛是一个很主观的感受，与当事人的心情和所处环境相关。大家都会有这样的经历，人在紧张的时候会出现自主神经系统功能紊乱的症状，表现为突然肚子痛、头痛等。对于高度紧张的患者，麻醉即使消除了手术区域范围内的疼痛，仍然无法完全消除由于手术应激引起的躯体化症状。②人体的解剖结构非常复杂，尤其是神经系统。每个脊髓节段所发出的神经纤维并不是完全独立的，都会有一定程度的交叉重叠，这就决定了阻滞某神经或神经丛的麻醉方法在某些情况下可能出现阻滞不全。举个例子，对于很多上肢手术（特别是前臂的手术），很多麻醉医生会选择臂丛麻醉（常见的神经阻滞麻醉之一），一般来说并没有什么问题。但臂丛阻滞分为很多种入路，不同的入路麻醉效果略有差异。大部分医生最习惯的臂丛入路方法是肌间沟入路，如果选择这一路径阻滞了颈丛发出的神经纤维，可阻断该神经纤维传导的疼痛，但上臂内侧有一部分皮肤是受胸段脊髓支配的，如果手术为减少出血需要使用止血带，此时扎止血带的地方，患者很有可能会感到疼痛。③很多在半身麻醉（脊椎麻醉或硬膜外麻醉）下接受剖宫产、疝、痔等手术的患者，会在手术过程中感到腹痛和坠胀感，一部分人会认为是麻醉针没打好。这又是为什么呢？手术时牵拉内脏（如阑尾、胆囊、子宫等），会刺激迷走神经，造成患者出现疼痛、恶心、呕吐和其他不可描述的难受。这种迷走神经的兴奋是椎管内麻醉无法阻滞的。因为迷走神经是直接从颅内发出的，迷走神经向下走行不断发出分支，支配胸、腹、盆腔内的各个器官。当实施椎管内麻醉时，相应脊髓节段的运动功能及感觉被阻断，受这些节段支配的躯体部位皮肤感觉和运动被阻断。但不经过脊髓的迷走信号传递并没有被阻断，也就产生了内脏的牵拉痛和恶心、呕吐及其他不适感。所以，半身麻醉后的内脏牵拉痛是人体解剖结构所决定的，不是因为麻醉效果不好造成的。

二十二、麻醉能治病吗

随着麻醉学的发展，现代麻醉已经不单单是为患者的手术过程提供无痛技术，它已经发展成为一门包括临床麻醉、重症监护治疗、急救与复苏、疼痛治疗的综合医学和围手术期医学。现代麻醉学已经走出手术室，参与多种疾病的治疗，其治疗的疾病涉及众多领域。常见的有以下几种：①麻醉专业的产生最开始就是针对**疼痛**。疼痛本身就是一种疾病，无论是急性疼痛还是慢性疼痛，麻醉已经日益显现出重要性。②**银屑病（牛皮癣）**。硬膜外阻滞可有效治疗寻常性银屑病，已有临床报道表明丙泊酚联合东莨菪碱的静脉麻醉是一种较为安全有效的银屑病治疗方案。③**顽固性失眠（慢性失眠）**。是临床常见的一种重症睡眠障碍，作为常见的生理心理疾病，主要表现为睡眠时间严重不足和 / 或睡眠质量显著下降，症状反复发作，病程大于 6 个月，经两种以上不同种类的药物系统治疗仍有症状。睡眠障碍患者往往具有交感神经功能亢进、副交感神经功能抑制、交感/副交感神经功能不平衡的特点。因此，星状神经节阻滞治疗能够明显改善以交感神经功能亢进为主要特征的睡眠障碍。④**肌萎缩侧索硬化症（俗称渐冻症）。**是运动神经元病的一种，是一种罕见的、渐进的、原因不明的，以肌肉不断萎缩、无力为主要症状，最终导致呼吸衰竭和死亡的疾病。麻醉治疗可采用深度睡眠的方法改善患者运动神经元的功能，从而阻止病情的发展。⑤**各种呼吸系统疾病，如急性呼吸窘迫综合征（acute respiratory distress syndrome，ARDS）。**在新型冠状病毒肺炎疫情期间，麻醉医生在救治危重患者中就立下了汗马功劳。⑥近年来，还有研究发现，麻醉可以治疗**抑郁症**等精神疾病。

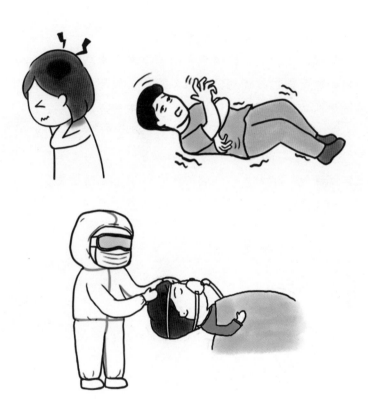

47

二十三、麻醉医生是不是只待在手术室

随着近现代麻醉学的发展，麻醉科也逐步发展为"围手术期医学科"，**麻醉医生的工作范畴从最初的手术室内临床麻醉，逐渐扩展到麻醉前后的访视和随访、危重监护、急救复苏、疼痛治疗以及舒适化医疗等方面**，工作场所也从手术室逐渐扩展到门诊、急诊室、普通病房、无痛腔镜中心等。特别是随着舒适化医疗的发展，麻醉医生也在癌痛病房、无痛分娩室、无痛人工流产／取卵室、无痛胃肠镜室等场所执行不同的工作任务，**麻醉医生已成为舒适化医疗的主力军**。另外，医院内、外急危重症患者的抢救，也离不开麻醉医生。

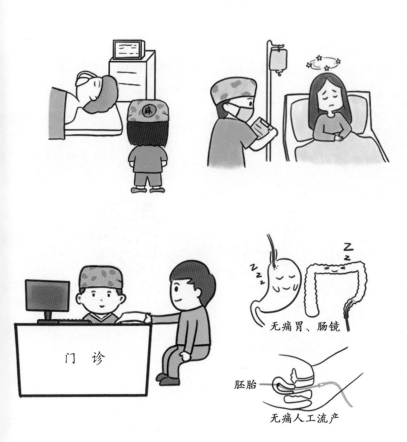

无痛胃、肠镜

胚胎

无痛人工流产

门　诊

二十四、麻醉有风险吗

任何医疗活动都会有风险，麻醉也不例外。局部麻醉、神经阻滞麻醉和椎管内麻醉的风险有感染、损伤血管神经、局部麻醉药中毒等；全身麻醉的风险有反流误吸、气道损伤、支气管痉挛、呼吸抑制和循环抑制等。

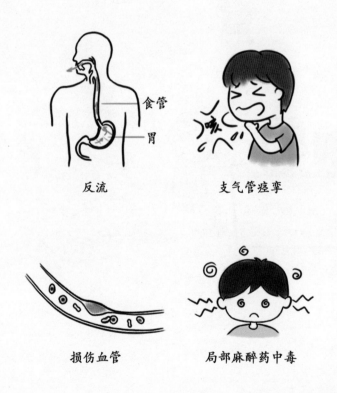

反流　　　　　　　　　支气管痉挛

损伤血管　　　　　局部麻醉药中毒

围手术期风险取决于患者的基础疾病、手术部位及大小、患者当时的身体状态及原有疾病的控制情况等。在很多人的认识里，麻醉的风险主要来源于麻醉药物和麻醉医生的操作，但事实却恰恰相反，在实际的手术麻醉过程中，这两种因素所引起的麻醉风险并不多，**最大的麻醉风险往往来源于患者术前的身体状况**。患有高血压病、心脏病的患者比无高血压病、心脏病的患者风险高，控制良好的高血压病患者比不规则服药控制不佳的高血压病患者风险小。所以，麻醉医生在实施麻醉之前，要充分评估患者的情况，提前发现危险因素，并有针对性地进行预防，尽可能降低麻醉风险。但有些风险，由于医学手段的限制，也不能提前预知，如药物过敏、恶性高热的发生等。

＞＞＞＞＞＞＞＞

第二章

不打无准备之仗
——麻醉前的准备

一、麻醉门诊是做什么的

长期以来，麻醉医生都是作为"幕后英雄"守护着手术患者，为其整个手术过程的安全和舒适保驾护航，因而被誉为"无影灯下的守护者"。近些年随着学科发展，麻醉医生逐步走出了手术室，积极参与到手术室外的各类工作中，麻醉门诊便是其中之一。

术前评估：一般情况下，麻醉医生需对以下患者进行麻醉前评估，包括日间手术的患者、无痛胃肠镜或无痛支气管镜检查的患者，近期拟住院择期进行大、中型手术且有心肺功能合并症的患者等，特别是老年患者及合并心血管、脑血管、呼吸系统等疾病的患者。通过麻醉前评估，麻醉医生可确定患者目前的整体情况是否适合接受手术治疗，并对一些有麻醉相关合并症的患者进行指导、做进一步检查和必要的处理，最大限度地提高麻醉的安全性。完善的术前病史调查对于麻醉科医生而言作用巨大，能够为麻醉医生提供大量有用信息，帮助麻醉医生明确诊断。在入院前进行必要的麻醉评估，可以有效避免入院后延迟或取消手术等情况的发生，不仅缩短住院周期，还能节约医疗费用，同时也节约医疗资源。

制定麻醉方案：交代手术患者麻醉前及术后处理注意事项等，针对不同患者拟定出不同的麻醉方案，并告知相关注意事项。

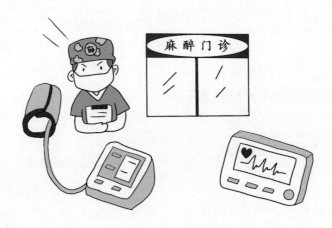

签署知情同意书：指导手术患者及其家属签署麻醉知情同意书等相关文件，并对有关医疗文书进行详细讲解。有效讲解麻醉知情同意书，能够帮助患者及其家属更全面地了解手术风险与麻醉风险，并减少不必要的医疗纠纷。在临床工作中，有效沟通是处理好医患关系的首要因素，因此有效签署知情同意书的意义重大，不容小觑。

麻醉门诊的开设，是麻醉医生从"幕后"走向"台前"的重要一步，提供了麻醉医生与患者面对面沟通的机会，使得麻醉医生们的工作**不再局限于无影灯下，不再局限于手术室，而是在更大的范围继续成为患者的"守护者"。**

二、为什么术前不让吃饭、喝水

术前不让吃饭、喝水是为了防止反流误吸。

对于全身麻醉患者：正常情况下，胃内容物反流至咽喉部会引发吞咽反射，气管的开口会暂时性关闭。但是当全身麻醉后，由于麻醉药可使机体保护性地呛咳及使吞咽反射减弱或消失，反流的内容物极易进入气管内造成窒息，或者进入肺内引发感染，导致吸入性肺炎。麻醉前停止进食和喝水主要是为了防止在麻醉或手术过程中出现呕吐反应而引起窒息或吸入性肺炎。这种呕吐反应在麻醉过程中，特别在气管插管和拔出导管、吸痰时随时可能发生。如进食、进水后进行麻醉手术，胃内容物来不及消化进入肠道，在刺激下即反呕出来，不仅会影响手术的正常进行，还可能造成

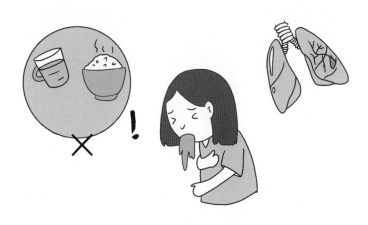

不 打 无 准 备 之 仗
—— 麻 醉 前 的 准 备

严重的并发症，甚至威胁患者的生命安全。麻醉相关反流误吸的发生率依次为新生儿＞儿童＞成人。因此，麻醉手术前要严格禁食、禁饮，避免反流的内容物堵塞呼吸道引发窒息，或吸入肺内引发吸入性肺炎。

对于硬膜外麻醉和脊椎麻醉患者： 一旦麻醉平面过高，可引起血压下降、心率减慢，从而导致恶心、呕吐，手术中胃肠道的牵拉反射，也会引起恶心、呕吐，进而导致误吸，所以也需禁食、禁饮。

对于局部麻醉患者： 手术过程中患者始终保持清醒状态，手术相对不大，所以，在禁食、禁饮方面没有严格的要求。

>>>>>>>>

三、术前要禁食、禁饮多长时间

术前禁食、禁饮的时间根据手术部位、手术类型及患者年龄不同
而不同，一般择期手术患者禁食、禁饮的时间可以参照下表。对
于胃内容物排空功能受影响的患者，如孕妇、肥胖者，或糖尿病、
食管裂孔疝、胃食管反流病、肠梗阻、急诊手术、困难气道患者等，
还需要延长禁食、禁饮的时间。

种类	婴儿	儿童	成年人
清淡液体	2 小时	2 小时	2 小时
母乳	4 小时		
非母乳清淡食物	6 小时	6 小时	
牛奶及配方奶粉	6 小时	6 小时	6 小时
淀粉类固体食物和谷类食物		8 小时	6 小时
煎炸、高脂肪食物、肉类			8 小时

不打无准备之仗
—— 麻醉前的准备

清淡液体: 主要包括清水、糖水、碳酸饮料、清茶、黑咖啡（不加奶）及无渣果汁，但均不能含有酒精。

淀粉类固体食物和谷类食物: 如馒头、面包、面条，米饭等。

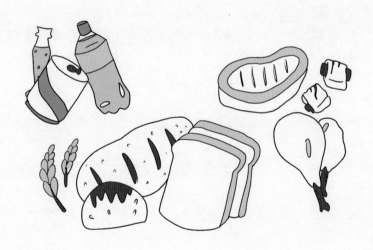

四、为什么感冒了就要推迟手术

对于因感冒而取消手术这件事情，相信很多患者和家属都无法理解。其实感冒看似是件小事，但当感冒遇到手术麻醉时，就是件大事情了。

感冒造成生理变化：研究表明，感冒中或者近期感冒的患者，全身麻醉时将增加发生围手术期呼吸系统不良事件的风险。感冒是上呼吸道感染、气道炎症所致，会引起气道平滑肌痉挛，呼吸道感染、水肿，进而导致气道变窄，同时气道分泌物增多，纤毛运动能力降低，分泌物不易排出。

感冒引发不良后果：感冒时气道本就处于高敏感状态，气道反应性增强，而全身麻醉时，麻醉医生往往需要给患者插入气管导管进行呼吸管理，在放置气管导管时，发生喉痉挛、支气管痉挛的可能性大大增高，麻醉时发生缺氧甚至危及生命的风险亦大大增加。尤其儿童患者，上呼吸道感染是小儿的常见病，加上儿童本身氧储备弱于成人，危险性就大大增加。而且气管导管从患者的口腔通过上呼吸道的炎症区域进入气管，可能会引起下呼吸道感染，导致术后发生支气管炎。同时，感冒的时候人体免疫力也会降低，容易引发术后感染性疾病。

为了保证患者的安全，如果术前有上呼吸道感染，择期手术最好在感冒痊愈后 2 ～ 4 周再进行，手术患者和家属也要对术前存在的感冒症状足够重视，切忌对医生有所隐瞒而因小失大，造成不必要的危险。

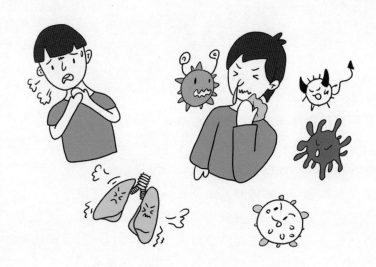

五、术前麻醉医生为什么又让我张嘴又让我活动脖子

一般全身麻醉手术时患者是没有自主呼吸的,因而,对于负责"保命"的麻醉医生来说,呼吸道管理便是其重要职责,也是其最擅长的领域之一。在麻醉药起效、患者无意识后,麻醉医生会以迅雷不及掩耳之势进行气管插管,建立一条"人工输氧道",连接麻醉机进行"人工呼吸"。因而麻醉医生在术前要充分评估患者的气道情况,以了解是否有气管插管困难的风险。**张口度、头颈活动度是评估困难气道的重要措施之一。**

麻醉医生术前评估时,会让患者张大嘴巴检查张口度。正常人张口之后上排牙齿与下排牙齿之间至少要能放入 3 横指,最大张口时上、下门齿间距应为 3.5～5.5 厘米,如果小于 2.5 厘米(2 横指),常妨碍喉镜(一种麻醉实施时的重要工具)置入。此外,通过观察患者张大口后口腔内的情况,也有助于判断困难气道,这个叫作气道的马氏分级"Mallampati 分级",级别越高,提示插管越困难。

麻醉医生术前评估时,会让患者头后仰检查头颈活动度(脖子活动度)。正常我们仰头与低头所构成的角度为 90°～165°,如果头后仰不足 80°,可能使插管操作困难,常见于类风湿关节炎、颈椎结核、颈椎骨折脱位等患者,个别肥胖患者(BMI 大于 30 千克/米^2)脖子短粗或颈背部脂肪过厚也可能会影响脖子后仰。

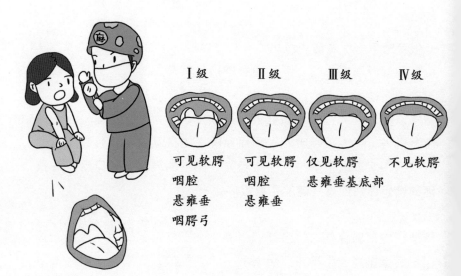

Ⅰ级 Ⅱ级 Ⅲ级 Ⅳ级

可见软腭　可见软腭　仅见软腭　不见软腭
咽腔　　　咽腔　　　悬雍垂基底部
悬雍垂　　悬雍垂
咽腭弓

如果通过评估发现患者有气管插管困难，麻醉医生会提前做好充分的准备，以避免在气管插管过程中导致患者缺氧、窒息。

六、高血压病史对麻醉有影响吗

总的来说，高血压对麻醉是有影响的。如果患者高血压病史较短或平时控制较好，其他脏器（如心、脑、肾等重要器官）无受累表现，功能良好，则麻醉的危险性相对较小。但是，如果患者患有高血压病，又没有系统诊治服用药物控制血压，将增加麻醉管理难度，同时也为患者自身带来更多的风险。

术中血压波动：在血压可能剧烈波动的手术中，若血压升高或降低超过生理允许的范围，其结果将导致严重的并发症，如脑卒中、脑缺氧、心肌缺血、心肌梗死、心力衰竭、肾衰竭和呼吸衰竭等，严重者可能致死。对于高血压患者，麻醉医生、手术医生在术前会与患者沟通以了解病史，这样有助于医生掌握患者的情况，在手术过程中做好预案。中、重度高血压患者手术危险性较大，术后易发生并发症。对于中、重度高血压患者，需要加强生命体征监测，在手术过程中控制血压的稳定，术后密切观察血压波动情况。

不打无准备之仗
—— 麻醉前的准备

麻醉对术前血压的要求： 原则上若收缩压高于 180 毫米汞柱或舒张压高于 100 毫米汞柱，手术要暂缓，待血压控制好，再行择期手术。

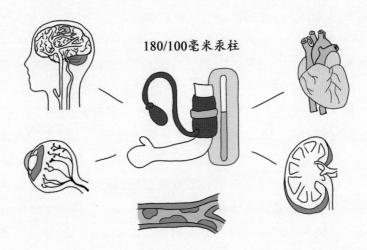

180/100毫米汞柱

七、术前要不要戒烟、戒酒

麻醉和手术前需要戒烟、戒酒。

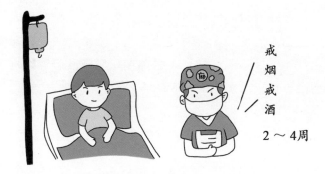

戒烟戒酒 2～4周

吸烟是患者围手术期呼吸系统并发症的独立危险因素。长期吸烟，会使气道的敏感性增强，容易出现气道分泌物增多、喉痉挛、支气管痉挛等并发症。研究显示，吸烟者发生肺炎、气管插管意外及需要机械通气的概率显著增加。吸烟也会使心血管病风险增加，香烟中的尼古丁可直接引起血管收缩，出现难以控制的血压波动及血流动力学不稳定，明显增加术中脑卒中、心肌梗死等心脑血管意外的发生率。长期吸烟使机体组织的氧供减少、免疫力下降，会影响手术伤口的愈合，并增加手术部位感染的风险。同时吸烟会降低食管下段括约肌张力，使该括约肌松弛，增加麻醉中反流误吸风险，甚至导致致死性的吸入性肺炎。

不 打 无 准 备 之 仗
—— 麻 醉 前 的 准 备

围手术期戒酒也是非常必要的。长期过量饮酒会影响肝功能，影响各种药物（包括麻醉药等）在体内的清除，使得药物的效能难以预测，可控性降低。肝功能的改变，也会造成凝血功能改变，使得术中出血风险增加。长期过量饮酒，酒精会通过影响神经递质引起脑细胞功能下降，加上手术创伤、应激反应等影响，从而引起术后谵妄及远期认知功能下降。

因此，要求患者术前戒烟、戒酒至少 2 周，最好能达到 4 周。

>>>>>>>>

八、糖尿病患者麻醉前应注意什么

对于糖尿病患者而言，遇上外科疾病需要麻醉手术时，承担的风险比一般患者要大，因而在麻醉手术前要做一些特殊的准备：①由于麻醉手术前要禁食、禁饮，对于长期使用中长效胰岛素的患者，术前 1～3 天最好遵医嘱改用短效胰岛素治疗。口服降血糖药的患者注意禁食期间不要再服用降血糖药或注射胰岛素，以免发生低血糖。②对于无须禁食的局部麻醉手术，可继续服用降血糖药或注射胰岛素，维持原来的治疗方案。③对于血糖控制不好的患者，麻醉手术前要请内分泌科医生协助控制血糖。血糖过高，会增加围手术期感染、伤口愈合缓慢等风险。因此，糖尿病患者，术前要将空腹血糖控制在 11.2 毫摩尔 / 升以下，否则会增加围手术期并发症的风险。除了控制血糖以外，对于其他干扰麻醉及手术的因素，如高血压、电解质紊乱，心、肝、肾功能不全等，也应在医生指导下积极治疗，以达到可以耐受手术的程度。④对于术前全身或局部已经有感染的患者，应该尽可能在先控制感染灶后再考虑麻醉手术。

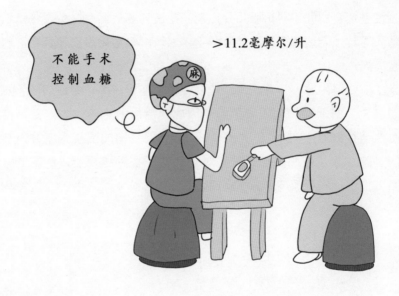

九、当得知我吃了"降压0号"，医生为啥要暂停我的手术

降压0号是一种降压药的复方制剂，其中含有利血平，术前应停用至少1周，根据血压情况换用别的降压药。

利血平的作用机制：利血平为肾上腺素能神经抑制药，可阻止肾上腺素能神经末梢内介质的贮存，将囊泡中具有升压作用的介质耗竭，通过耗竭周围交感神经末梢的肾上腺素和心、脑等组织的儿茶酚胺及 5- 羟色胺，达到降压效果。

利血平对麻醉的影响：长期服用利血平，会导致体内的儿茶酚胺耗竭，当术中需要升血压时，由于没有儿茶酚胺，血压升不上来，从而导致患者出现低血压，甚至产生严重并发症。所以，术前要停药 5 ~ 7 天，待体内的儿茶酚胺重新合成后，再做手术。

除了降压 0 号，其他任何含有利血平的降压药，包括利血平本身，均应在术前停药。

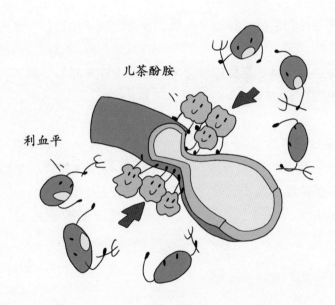

儿茶酚胺

利血平

十、术前吃阿司匹林能手术吗

阿司匹林、氯吡格雷等抗凝药物的停药时间需要根据患者病情和手术出血风险进行个体化评估。对于低出血风险患者的手术，无须停用阿司匹林，但氯吡格雷需停药 5 天以上；若是中、高出血风险患者的手术，则需要结合患者的个体情况，仔细权衡出血和血栓之间的风险，确定如何停药，及停药期间的桥接治疗方案，尤其是支架植入术后等有血栓风险的患者，桥接方案非常重要。对于如此专业的治疗，建议患者术前去麻醉评估门诊就诊，麻醉医生会根据患者的具体情况制定个体化停药和桥接方案。

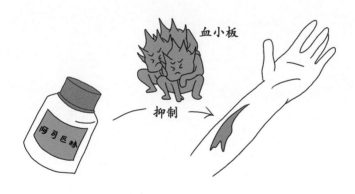

不 打 无 准 备 之 仗
—— 麻 醉 前 的 准 备

十一、医生说术前不吃不喝，那我的降血糖药、降压药还吃不吃

医生所说的术前不吃不喝，是相对于食物而言，用少许水（5～10毫升）服药不会影响麻醉及手术。少量水在空腹状态下很快就会排空，不必过于担心。我们尽可能地降低呕吐误吸的发生率，但没办法百分之百杜绝所有风险。

如果是糖尿病患者，需要注意禁食期间不要再服用降血糖药或注射胰岛素，以免发生低血糖。

对于高血压病患者，大部分降压药都可以服用至手术当天；利尿药需要在术前 2 ～ 3 天停用，中枢性降压药如利血平（包括含利血平的复方制剂）、可乐定，应当停药 1 ～ 2 周为宜，并换成其他对麻醉手术没有影响的降压药（如硝苯地平等），待血压稳定后才能进行手术。

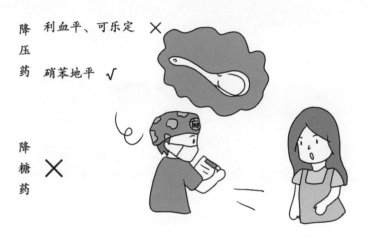

不 打 无 准 备 之 仗
—— 麻 醉 前 的 准 备

十二、抗凝药物，术前需不需要停用

术前抗凝药物停用与否要根据患者手术类型和个人情况来决定，很多心血管介入手术是不需要停用的，对于大部分择期手术而言，则需要权衡患者继续使用抗凝药物的出血风险和停药所致的血栓栓塞风险。

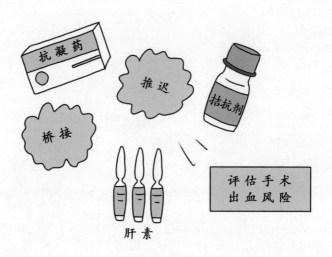

一般来说，口服抗凝药物可以在术前 1～2 天停用；对于没有停用口服抗凝药物的患者需要推迟择期手术，但是不推荐采用拮抗药物以提前择期手术。对于特殊情况不能停用抗凝治疗而采用肝素或低分子量肝素进行桥接治疗的患者进行择期手术，可能会增加出血风险。对于肾功能不全的患者，口服抗凝药物的停药时间需要适当延长。对于神经系统手术的患者，建议根据抗凝剂和肾功能停药 3～5 天。24 小时内直接口服抗凝药物且行急诊手术的患者，应尝试进行药物抗凝活性评估以明确是否需要使用拮抗剂来治疗。

十三、可怕的深静脉血栓

深静脉血栓的危害：深静脉血栓对患者造成的危害极其严重，非死即残。深静脉血栓脱落后，会随着血液流到全身各处，随时会堵住重要的血管。如果堵住肺动脉，就引起肺栓塞；堵住脑动脉，就引起脑梗死；堵住冠状动脉，就引起急性心肌梗死等。

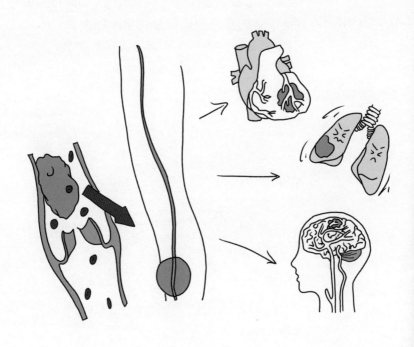

深静脉血栓的形成： 深静脉血栓形成的三大因素，一是血管损伤；二是血流缓慢；三是血液高凝。因此，对于外伤、长期卧床的患者，尤其要警惕深静脉血栓的形成。

深静脉血栓的预防： 预防静脉血栓尤为重要，应注意以下几点。①患者手术前应评估手术风险，可采用低分子量肝素皮下注射预防用量，或口服新型抗凝药物；②应多运动，不宜久坐不动，应每间隔 30 分钟活动一次，不能主动活动者也要被动活动；③宜多饮水，血液浓缩后可发生凝固，多饮水可使血液不易凝固；④手术后及女性孕产期、哺乳期，需预防血栓形成；⑤必要时可根据具体情况用药预防血栓形成；⑥可采取间歇性压力泵、使用下肢弹力袜等物理预防措施，促进静脉回流，预防血栓发生。

>>>>>>>>

不打无准备之仗
—— 麻醉前的准备

十四、为什么麻醉医生问患者能不能干体力活儿

术前访视的时候，麻醉医生通过询问患者平时的活动量、能不能干体力活等情况，对患者的心肺功能进行大致的评估，以更好地评估麻醉手术风险，指导围手术期用药，确保患者的生命安全。

麻醉医生常用代谢当量（metabolic equivalent，MET）来评估患者的运动能力与功能储备情况。MET 是摄氧量的衍生指标，代表安静时每分钟每千克体重的耗氧量，1MET 相当于健康成人坐位安静状态下的氧耗水平，约为 3.5 毫升 /（千克·分）。MET 数值越大代表能耐受的运动强度越大，也代表着更好的心脏储备能力：< 4MET 反映心功能储备不足，其代表的活动是能独立完成穿衣吃饭、上厕所之类的事，可以在家散步或正常步行一至两个街区；4 ～ 10MET 代表中度或良好的心功能储备，患者可以登楼梯或爬山，能在家里从事重体力劳动，能以 6.4 千米 / 小时的速度步行，也可以短距离跑步；10MET 以上代表有良好的心功能储备，可以参与高强度运动，如游泳、踢足球等。通常情况下，可耐受 4MET 或更高级别活动量的患者，围手术期发病风险较低。

纽约心功能分级（New York heart function assessment，NYHA）是美国纽约心脏病学会 1928 年提出的一项心功能评价标准，主要是根据患者自觉的活动能力划分为四级。**I 级**：患者有心脏病但体力活动不受限制，平时一般活动不引起疲乏、心悸、呼吸困难、心绞痛等症状；**II 级**（轻度心力衰竭）：体力活动轻度受限，

休息时无自觉症状，一般的活动可出现上述症状，休息后很快缓解；III 级（中度心力衰竭）：体力活动明显受限，休息时无症状，轻于平时一般的活动即引起上述症状，休息较长时间后方可缓解；IV 级（重度心力衰竭）：不能从事任何体力活动，休息时亦有心力衰竭的症状，体力活动后加重。

总而言之，麻醉科医生要根据患者的日常生活习惯、劳动情况、是否锻炼、疾病史等多方面因素，对其运动能力与功能储备指数进行个性化的评估。

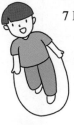

7 MET

1 MET

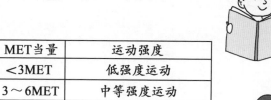

MET当量	运动强度
<3MET	低强度运动
3～6MET	中等强度运动
6～9MET	大强度运动
>9MET	极大强度运动

8～10 MET

4 MET

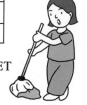

十五、为什么在麻醉前医生要号脉，还要用力按压手腕

血压监测是术中最重要的监测之一，其数值的变化为术中麻醉管理提供依据。 虽然现有多种无创和有创监测手段，但使用动脉导管行连续有创血压监测（即动脉内血压监测）依旧是临床金标准。麻醉医生在做动脉穿刺前，要摸一下患者的桡动脉（类似号脉），一方面感受一下动脉搏动的强弱，另一方面明确动脉的走行，这都是为了动脉穿刺做准备。

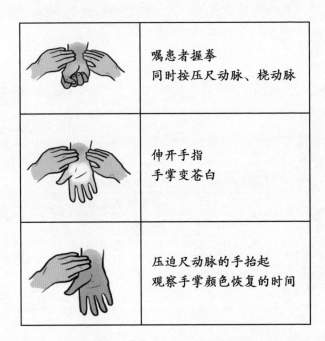

	嘱患者握拳 同时按压尺动脉、桡动脉
	伸开手指 手掌变苍白
	压迫尺动脉的手抬起 观察手掌颜色恢复的时间

同时，麻醉医生还会做艾伦试验(Allen test)，以判断患者尺动脉、桡动脉之间是否有完善的侧支循环。受检者握紧拳头，检查者同时紧压其腕部的桡动脉、尺动脉，这时受检者松开拳头，其手掌部由于血供被阻断变得苍白，然后继续压迫桡动脉，松开尺动脉恢复其血供，这时手掌应迅速（7秒内）恢复红润，说明受检者的桡动脉、尺动脉间有完善的侧支循环，在桡动脉血供消失的条件下，不影响手部血供，为艾伦试验阴性；反之，如果在7秒内不能恢复红润，则为艾伦试验阳性。

>>>>>>>>

不 打 无 准 备 之 仗
—— 麻 醉 前 的 准 备

十六、为什么麻醉医生让我尽量长时间地憋气

屏气试验（憋气）是为了评估患者的心肺功能状态，不同的心肺功能状态对应的围手术期风险不同。 屏气试验是麻醉术前病情评估中心血管风险评估的床旁试验方法之一，可以通过屏气的时间来评估患者的心功能状态，这种方法简单，操作容易且无损伤。对于心功能不好的患者需要在术前做好充分的准备，必要时心内科会诊给予专科治疗。

屏气试验（breath holding test）：先让患者做数次深呼吸，然后在深吸气后屏住呼吸，记录其能屏住呼吸的时间。一般以屏气时间在 30 秒以上为正常；屏气时间短于 20 秒，可认为其心肺功能显著不全，麻醉后发生呼吸系统并发症的风险较大，有可能术后需要呼吸机支持。心肺功能异常可使屏气时间缩短，宜根据临

床具体情况予以判断。值得注意的是，有的人尽管常规肺功能检查显示有某种程度的异常，但由于其受过屏气方面的训练（如练习过潜泳），屏气时间可在正常范围内，与肺功能检查不相符。

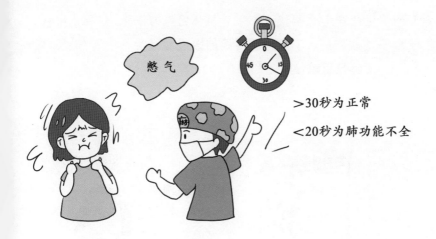

不 打 无 准 备 之 仗
—— 麻 醉 前 的 准 备

十七、为什么"大姨妈"来了，就要暂缓手术

女性患者如果来月经（俗称"大姨妈"），外科医生根据具体情况处理，通常会暂停手术，其原因如下。①"大姨妈"来时，会导致机体的**凝血功能受影响**，**血液不容易凝固**，因此会出现术中出血较多或不易止血、术后出血或出血不止等情况，严重者会危及患者生命安全；②月经期，患者**机体抵抗力下降**，容易发生感染，不利于术后护理；③月经期**疼痛的敏感性增加**，容易发生术后疼痛；④**愈合恢复较慢**，不利于快速康复。

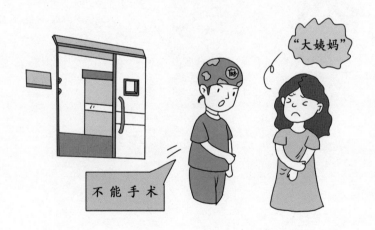

十八、进手术室时能化妆吗

进手术室是不可以化妆的，原因如下。①很多化妆品中含有刺激性物质，可能会影响手术的效果。②化妆品里有很多粉尘，手术须要在无菌的环境下进行，如果化妆了，会导致感染等问题。③更重要的是，麻醉医生有时会根据患者口唇、甲床及皮肤的颜色等判断患者的情况。如果化了妆，掩盖了皮肤的真实颜色变化，不利于麻醉医生准确判断患者病情，容易延误病情，甚至导致误判。④如果需要行气管插管全身麻醉手术，插管后需要在面颊处固定气管导管，当脸上有过多油脂时，胶布无法牢靠固定，很容易造成气管导管移位或脱离气道，发生严重后果。所以，进手术室时不要化妆。

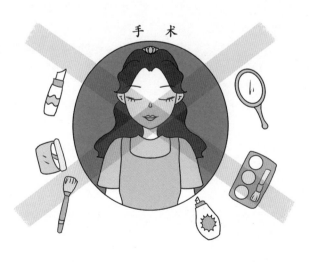

不 打 无 准 备 之 仗
—— 麻 醉 前 的 准 备

十九、为什么进手术室不让戴首饰

爱美之心，人皆有之。但是，**进入手术室，就不要佩戴首饰来装饰了**，原因如下。①易携带细菌，手术室严格执行无菌原则，饰品虽然看起来干净，但却储存着大量的细菌，易导致手术区域或伤口污染。②会误伤，因为手术中有时会采用电刀等设备，而身上的金属饰品会影响设备的顺利使用，有时还会造成身体的灼伤。首饰本身也有可能对自身产生伤害（如挂坠可能勒住脖子，玉镯可能破损划伤自己，耳坠可能在摆体位或转移患者过程中撕脱，造成耳朵损伤等）。③影响仪器，做手术的时候要使用很多仪器，因为饰品通常是金属做的，而金属很可能会影响仪器的准确度。

④有丢失的风险，手术室内有医生、护士、见习生、实习生、护工等人员，在手术过程中，大家各司其职，有时难免会对患者的贵重物品保存不当，导致丢失。

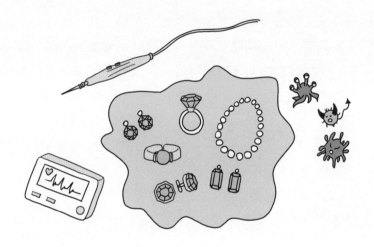

不 打 无 准 备 之 仗
—— 麻 醉 前 的 准 备

二十、为什么术前医生让我把手上的指甲油洗掉

在麻醉手术期间，麻醉医生要对患者的各项生命体征进行监测，其中一项就是**经皮动脉血氧饱和度（SpO_2）**的监测，防止患者出现缺氧。该方法是将传感器固定在患者手指头上，通过指甲的甲床测得光波的变化，来反映机体的氧含量变化。如果涂了颜色较深的指甲油，那么光波的变化就会被指甲油的颜色所影响，从而导致监测不准，不能及时发现异常。此外，如果涂了颜色较深的指甲油，麻醉医生也无法有效地通过观察甲床的颜色来判断患者的循环情况。所以，患者在进入手术室前，记得把指甲油洗掉。

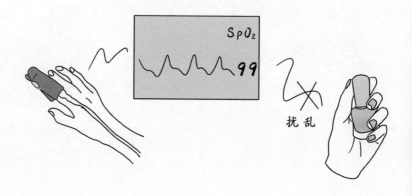

二十一、为什么医生问我有没有过敏史

常见过敏原、任何药物和食物都有可能诱发过敏，只是不同物质发生率不一样罢了。总结起来，药物常见过敏可以分为三类。**第一类是麻醉药**，麻醉药中最常见引发过敏反应的药物是肌肉松弛药和局部麻醉药。**第二类是术中使用的药物**，比如体外循环手术中用于中和肝素的鱼精蛋白、骨科手术中常用的骨黏合剂（俗称骨水泥）等。**第三类是血浆扩容剂**，如输注的血液成分（血浆、血小板、浓缩红细胞等）和代血浆的胶体溶液（如右旋糖酐、琥珀酰明胶和羟乙基淀粉等）。

麻醉中过敏也可称作围手术期过敏，指患者在住院期间处于麻醉医生（接受全身麻醉、局部麻醉、镇静或麻醉监护）管理期间发生的过敏反应，时间从患者接受第一剂药物开始直至术后转运至病房，接受病房医生管理或转运至 ICU。

不 打 无 准 备 之 仗
—— 麻醉前的准备

根据过敏反应的严重程度，其临床表现分为 4 级。**I 级**：仅出现皮肤、黏膜症状，表现为皮肤潮红，出现斑丘疹和荨麻疹，伴或不伴有血管性水肿；**II 级**：出现中度的多个器官系统异常表现，除出现皮肤、黏膜症状外，还伴有低血压、心动过速、呼吸困难和胃肠道症状等；**III 级**：出现危及生命的单个或多个器官系统临床表现，如危及生命的低血压、心动过速、心动过缓或心律不齐，严重的支气管痉挛、皮肤和黏膜症状以及胃肠功能紊乱；**IV 级**：心脏停搏，呼吸停止。

危险因素：既往有围手术期过敏史是其主要风险因素，有哮喘病史、肌松药交叉反应（对一种肌松药过敏的患者可能对其他肌松药也过敏）和乳胶 - 水果综合征（有热带水果过敏史的患者，对乳胶过敏的风险增加）是围手术期发生过敏反应的高危因素。其他风险因素包括高龄、女性、种族和手术类型。例如，慢性肺部疾病、凝血功能障碍、恶性肿瘤、水电解质紊乱、肥胖和冠心病等合并症的存在，也会增加围手术期过敏反应风险。

术前访视时，患者及家属应详细告知麻醉医生过敏史，包括明确或可疑过敏原、症状以及诱发和缓解因素等，以便麻醉医生评估是否为严重过敏反应，制定麻醉方案和用药方案，做好充足的术前准备，麻醉中进行对症及综合处理。作为患者和家属，千万不要因为担心手术不能如期进行而隐瞒过敏史，尤其是含有以下情况中的一种或多种时，应务必告知麻醉医生。①哮喘史：相当多的致死性围手术期过敏反应均发生于哮喘患者。②有明确的或高度怀疑的过敏药物及食物，如镇咳药、鸡蛋、大豆、热带水果等。③有麻醉过敏史或相关家族史。④对生活日用品过敏，如化妆品、洗发水、化学洗涤剂、牙膏、乳胶手套等。⑤脊柱裂患者。⑥合并特异性疾病，如肥大细胞增多症、慢性荨麻疹、血管性水肿等。

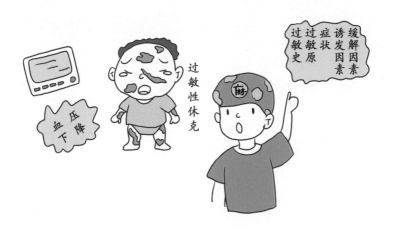

二十二、全身麻醉好还是半身麻醉好

麻醉是在保证患者安全的基础上，满足手术的需求，同时尽可能地减少患者痛苦。因此，选择什么样的麻醉方式，是根据患者的具体情况来决定的。**没有最好的，只有最适合的。**有些手术只能在全身麻醉下进行，如头部的手术（神经外科、眼科、耳鼻喉科、口腔科手术），还有心脏手术、胸科手术。而下腹部的手术，通常既可以选择全身麻醉，也可以选择半身麻醉（即椎管内麻醉），但是有各自的禁忌证，如半身麻醉常在腰部穿刺，对腰椎有要求，如果腰部做过手术，凝血功能异常或者患者在腰部有先天性的疾病，局部有感染，这些情况无法使用半身麻醉，必须使用全身麻醉。

全身麻醉是一种安全有效的麻醉方式，对于危重症患者非常适合，尤其是血流动力学不平稳的患者；半身麻醉对于老年或肺部有疾患的患者，有一定优势。全身麻醉、半身麻醉均各有利弊，所以应该根据患者手术的不同，同时还要根据麻醉医生个人的技术水平来选择。麻醉医生会根据手术需求、患者自身情况以及患者意愿等进行综合考虑，选择对患者最为有利的麻醉方式。当然，最重要的永远是保障患者安全！

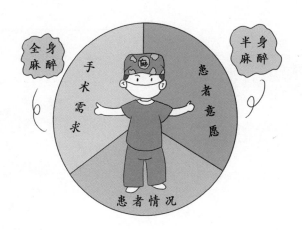

不 打 无 准 备 之 仗
—— 麻 醉 前 的 准 备

二十三、患者能选择麻醉方式吗

以患者为中心：所有的医疗活动都是以患者为中心的，医生在做任何治疗方案时，会充分尊重患者的选择和决定。在手术前，麻醉医生都会对患者进行术前访视，根据患者的自身状况和手术需求拟定麻醉方案，并告知患者可以选择的麻醉方式，以及各种方案的利弊。患者可以结合麻醉医生的解释，提出自己的想法和意愿，在满足手术需求且安全的前提下，麻醉医生会尽量尊重患者的意愿，选择相应的麻醉方式。

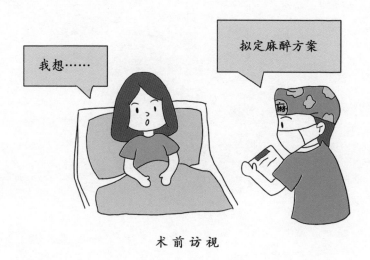

术 前 访 视

多维评估，安全第一：麻醉选择取决于病情特点、手术性质和要求及麻醉方法本身的优缺点，应综合麻醉医生自身的基础知识与临床经验，以及设备与监测条件等方面因素来取舍。各种麻醉方法都有各自的优缺点，还可因患者个体差异、具体病情，以及医生操作熟练程度和临床经验的差异而表现为效果上的差别。麻醉方法选择的总原则是在保证患者安全的前提下来满足手术的要求，尽量选择对患者最为有利的麻醉方法和药物，但有些危重患者却只能在麻醉允许的范围内进行最简单的手术，因此麻醉的选择也受到众多因素的影响。

>>>>>>>>

二十四、镇痛泵会影响伤口愈合吗

坊间谣传，镇痛泵会影响伤口愈合。其实，这是完全错误的。**镇痛泵并不会影响伤口愈合，相反，还会对患者的快速康复起到很好的促进作用。**①减轻患者痛苦是最主要的目的；②可行走的硬膜外镇痛不影响患者自由活动，并可增加患者的舒适度，提高医院的服务水平；③完善的术后镇痛能使患者早期开展活动，减少下肢血栓形成及肺栓塞的发生，促进胃肠功能的早期恢复；④减少术后患者体内的儿茶酚胺和其他应激性激素的释放，有利于减慢心率，防止术后高血压，减少心肌做功和氧耗量，对心功能障碍患者特别有利。

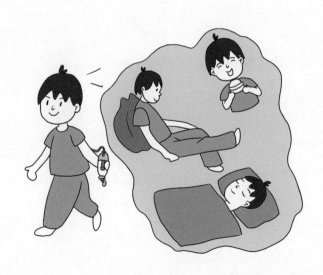

当然，镇痛泵也会有一些不良反应。①镇痛不全：镇痛泵中镇痛药物的剂量远远小于手术期间剂量，镇痛泵主要是为了减轻疼痛，不能保证完全不痛。②恶心、呕吐：术后恶心、呕吐的原因很多，可因麻醉本身、手术、术后用药、镇痛用药、患者体质及病友的影响而发生。如果镇痛选择了阿片类药物，则恶心、呕吐发生率高。③嗜睡：如果术后镇痛选用了麻醉性镇痛镇静药，则患者会有轻度嗜睡，老年及体弱患者嗜睡的程度可能要重一些。只要不影响神志及呼吸，可不必处理，但应多加观察。

>>>>>>>>

不 打 无 准 备 之 仗
—— 麻 醉 前 的 准 备

二十五、麻醉与身高、体重有关吗

麻醉手术过程中药物的剂量，一般是按照体重计算的，但是对于超重的患者，按照其年龄和身高算出的体重指数比实际体重指数小很多的时候，可以把脂肪部分抛开，按照其理想体重来给药，这样更科学一些；同时根据麻醉的监测手段，如麻醉深度监测或者肌松监测，有效地指导用药剂量；最后麻醉药物有不同的起效时间和作用效果，如全身麻醉时，必须要使用肌松药，包括短时效、中长时效，或者长时效，麻醉医生会根据不同的手术选择不同用药剂量。此外，全身麻醉进行气管插管时，要根据患者的身高、体重来选择气管导管的型号。对于小儿患者，身高体重与麻醉的关系更为重要，更要精确计算。椎管内麻醉时，要根据患者的身高来考虑注射药物的容积，容积过小，导致麻醉平面不够，不能满足手术需求；容积过大，导致麻醉平面过广，不良反应增多。

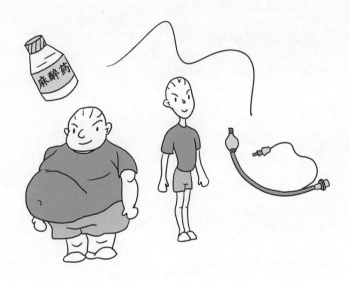

不 打 无 准 备 之 仗
—— 麻 醉 前 的 准 备

第三章

无影灯下的守护
——术中的监测和管理

一、量血压不是绑个袖带吗？怎么还要打针

平时我们"绑袖带"测量血压，只能间断测量血压，无法实时监测血压波动。

为什么要打针测量血压？**打针测量血压是监测有创血压，可实现连续动脉血压测量，被认为是血压监测技术的金标准。**其测量原理：首先将导管通过穿刺置于被测部位的血管内，导管的外端直接与压力传感器相连接，由于流体具有压力传递作用，血管内的压力将通过导管内的液体传递到外部的压力传感器上，从而获得血管内实时压力变化的动态波形，通过特定的计算方法，可获得被测部位血管的收缩压、舒张压和平均动脉压。

什么时候需要监测有创血压？对于身体健康水平尚可者，居家日常监测血压水平或小手术期间监测血压，选择无创血压即可。但对于危重患者、大手术患者（如心脏手术、胃肠道手术等）、循环不稳定的患者（如心律失常、低血压等），以及术中可能出血较多的手术（如肝脏手术等）或术中需要反复进行血气分析的患者，都需要进行有创动脉血压监测，以便及时进行处理，为患者手术保驾护航。

在哪里打针测量血压？动脉穿刺的部位可以是手腕（桡动脉），也可以是足背（足背动脉），还可以是肘窝（肱动脉）等。

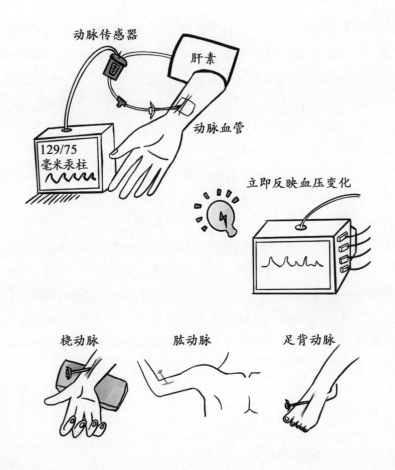

二、什么叫血气分析

血气分析是指通过血气分析仪来测定人体血液中的 H^+ 浓度、溶解在血液中的气体（主要指 CO_2、O_2）分压、血液中电解质（钾离子、钠离子、钙离子等）的浓度，以及血红蛋白水平，进而了解人体呼吸功能与水、电解质及酸碱平衡状态的一种手段。

血气分析的临床意义：**用于判断机体是否存在酸碱平衡失调以及缺氧程度等。**

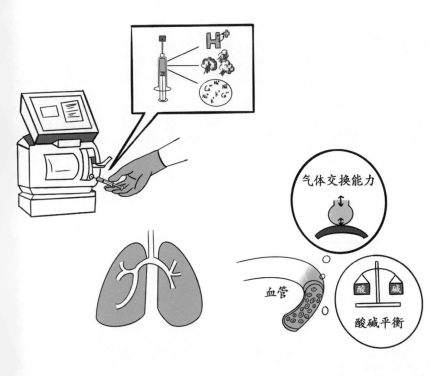

无影灯下的守护
——术中的监测和管理

什么时候需要进行血气分析？大手术、呼吸道疾病、重症疾病患者均可多次采用，有时甚至间隔 1 小时就要查一次动脉血，根据动脉血气分析氧和二氧化碳分压的水平及变化，评估治疗方案的合理性和有效性，用于指导严重的呼吸困难患者用药及调整抗生素、呼吸机的参数，以保证患者氧供及身体内环境稳态，促进患者恢复健康。

三、看到麻醉医生拿了一大堆药过来，我吓得瑟瑟发抖

麻醉，特别是全身麻醉，需要达到的效果不仅仅是镇痛，还包括镇静、肌松，并合理控制机体的应激反应。而要实现这些目的，仅靠一种药物是不够的，需要用到多种不同的药物。所以，在麻醉诱导（从清醒到意识消失的过程）时，麻醉医生需要用到镇静药、镇痛药、肌松药和其他辅助药物，即联合用药，按照药物特点，扬长避短，发挥每种药物优势，避开每种药物缺点，以发挥最佳麻醉效果并保证麻醉恢复质量。所以，患者会看到麻醉医生拿了一大堆药。请不要担心，首先，并不是说准备这么多种药物就要穿过皮肤打这么多次针，患者在术前通常会由专业人员在手臂上打一个静脉留置针，麻醉诱导时，麻醉医生则通过静脉留置针将这些药物都推注进去，不需要额外再扎针，不会对患者造成多次创伤；其次，麻醉诱导开始后，随着麻醉药物的推注，您很快就睡着了，不用再害怕。

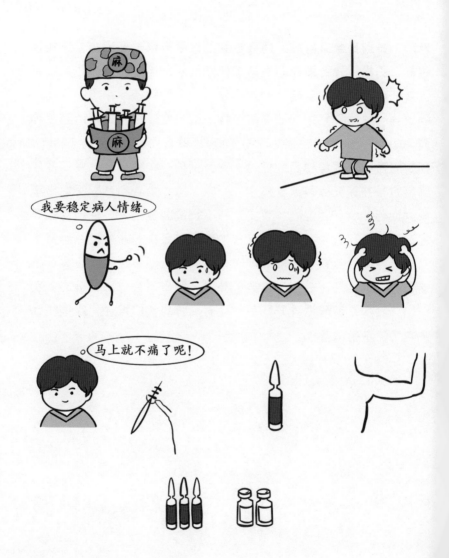

四、医生给我注射了一管儿"牛奶"吗

被大家称为"牛奶"的是临床上应用最广泛的麻醉药之一——丙泊酚，一种新型快速短效的静脉麻醉药，能够可逆地引起机体不同程度的感觉与意识丧失，起到镇静作用。因为它是乳白色的液体，外观酷似牛奶，所以大家都习惯称之为"牛奶"。丙泊酚也因其起效快、作用时间短、苏醒迅速平稳、持续输注后不易蓄积、不良反应少的临床特点被麻醉医生视为"心头好"，被广泛地应用于各种类型手术的麻醉诱导、麻醉维持及镇静。此药还特别适用于门诊患者胃、肠镜诊断性检查，人工流产等短小手术，以及重症监护中心患者的镇静。

丙泊酚，这个由苏格兰兽医发明的麻醉神药，至今已让 2 亿人受益，在维护人类的健康上，发挥了重要作用。因此，在 2018 年，有诺贝尔奖风向标之称的美国拉斯克奖，将临床医学奖颁给了丙泊酚的研发者——约翰·格伦（John B·Glen）。

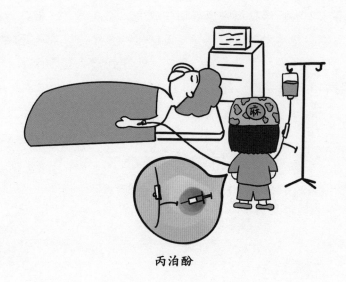

丙泊酚

五、麻醉是在腰上打针吗

麻醉的方式有很多种，如有全身麻醉、局部麻醉、椎管内麻醉等。**大家通常知道的在腰上打针，是众多麻醉方式的一种，即椎管内麻醉**。该方式将麻醉药物注入椎管的蛛网膜下腔或硬膜外腔，脊神经根受到阻滞后使得该神经根支配的相应区域产生麻醉作用。根据注入位置不同，可分为蛛网膜下腔麻醉（又称脊麻或腰麻）、硬膜外阻滞麻醉、腰硬联合麻醉、骶管阻滞麻醉。

如何配合进行椎管内麻醉？椎管内麻醉需要患者清醒，配合麻醉医生摆成侧卧位或坐位，尽量将腰部向后弯曲，使棘突间隙打开

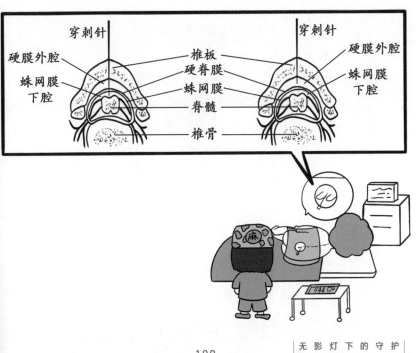

利于穿刺。麻醉医生用一种特殊的针穿过患者的腰椎间隙到脊柱的硬膜外腔或蛛网膜下腔，并将局部麻醉药注射到该腔隙内，产生下半身或局部麻醉的效果。

全身麻醉需要在腰上打针吗？全身麻醉不需要在腰上打针，只需要在手臂上打个静脉留置针（类似"挂盐水"打的针），将麻醉药通过该留置针注射到体内即可。但是，全身麻醉后，有时候为了减少术后疼痛，也需要在腰上打针进行硬膜外镇痛。

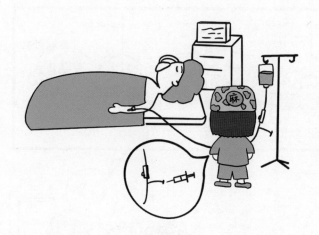

选择何种麻醉方式？麻醉医生会根据手术的需求、患者的自身情况、疾病的特点以及患者的意愿综合考虑，选择最佳的麻醉方式。

>>>>>>>>

六、麻醉医生说要在我嘴里插个管子，是干什么用的

为了满足手术的需求，麻醉医生经常会给患者实施全身麻醉。绝大多数的全身麻醉需要使用肌松药，使患者全身肌肉松弛，这时患者由于呼吸肌松弛而不能自主呼吸。此刻需要对患者进行气管

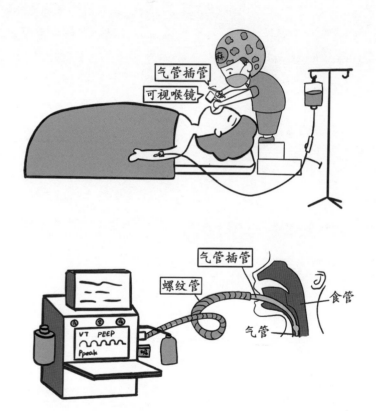

VT：潮气量；PEEP：呼气末正压；Ppeak：气道峰压

111

无影灯下的守护
——术中的监测和管理

插管，并连接呼吸机，给患者进行机械通气，以保证机体的氧供，避免缺氧，从而保证生命安全。**气管插管就是将一根塑料导管经患者的嘴巴或鼻腔插入患者的气管或支气管内，对患者进行通气。**请大家放心，这根管子大多数情况下是在患者意识消失后插入的，不会给患者造成痛苦，当患者手术结束后，麻醉苏醒达到标准时就会拔除，不适感能很快消失。

>>>>>>>>

七、为什么有的插单腔管，而有的插双腔管

肺分为左、右两个部分，由左、右主支气管分别进行通气。根据手术的需求，大多数情况下，患者在手术时进行的是双肺通气，即两侧的肺都通气，这时只要插入单腔气管导管即可。但有些特殊情况下，比如做胸科手术时（肺叶切除术等），或患者一侧肺部有感染时，就要患者单肺通气，即仅有一侧的肺通气，而患侧的肺不通气，此时要插入双腔气管导管，将两侧的肺隔离开，以达到手术视野和操作要求。**单腔气管导管通常是插到主气道，而双腔气管导管通常是插到主支气管。**双腔气管导管有左、右之分，根据手术部位进行选择。

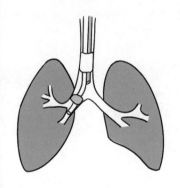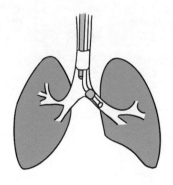

无影灯下的守护
——术中的监测和管理

八、静脉麻醉与吸入麻醉有什么不同

全身麻醉分为静脉麻醉、吸入麻醉和静吸复合麻醉。静脉麻醉是通过静脉注射给予麻醉药，药物直接进入血液循环，通过血液循环作用于中枢神经系统而产生的全身麻醉作用。它起效快，患者依从性好，麻醉实施相对简单，不需要特殊的仪器设备。而**吸入麻醉**，是经呼吸道吸入挥发性麻醉药，麻醉药经肺泡进行气体交换入血，进而产生中枢抑制作用的麻醉方式。吸入麻醉需要特殊的仪器设备，药物在体内代谢、分解少，大部分以原形从肺排出体外，因此有时会对手术室环境造成污染。而静脉麻醉多数经肝脏代谢，肾脏排出，对手术室环境污染小。

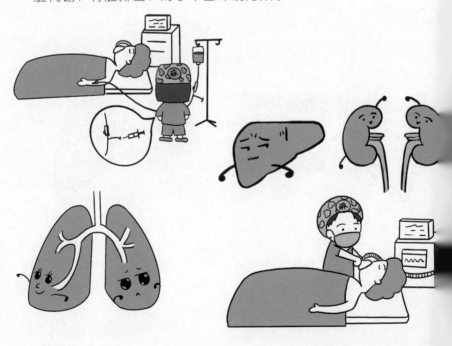

九、剖宫产手术能全身麻醉吗

一些麻醉药会对胎儿产生不良影响，为了减少这种影响，绝大多数剖宫产手术采取椎管内麻醉的方式，即通常所说的半身麻醉。但是，对于一些特殊的产妇，如果存在椎管内麻醉的禁忌证，比如大出血风险、凝血功能障碍、血小板减少、腰背部皮肤感染、脊柱外伤史等情况，又或者存在胎儿生命危急的特殊情况时，通常不得不选择全身麻醉。但请各位准妈妈放心，麻醉医生在对剖宫产手术实施全身麻醉时，不仅会考虑到产妇的安全，同样也会考虑到胎儿的安全，通常会尽量选择不通过胎盘的麻醉药物，从而最大限度地减少麻醉药对胎儿的影响。因此，**剖宫产手术是可以安全地实施全身麻醉的。**

无 影 灯 下 的 守 护
——术中的监测和管理

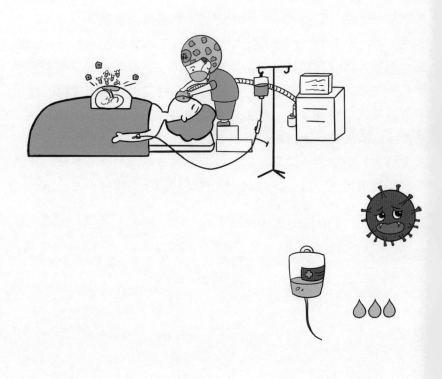

十、小儿麻醉用药是不是比成人少一点儿量就行

小儿不是缩小的成人。所以，小儿麻醉用药不是简单地减少药量，而是要根据小儿的特点，选择合适的麻醉药。小儿麻醉用药与成人相比，种类和剂量都不相同。小儿的基础代谢率高，体液含量比成人高，脂肪、肌肉含量相对较低，因此单位体重往往需要较大的剂量才能达到有效的血药浓度。又由于小儿肝肾功能发育尚未完全，因此，药物的代谢相对较慢，容易出现术后苏醒延迟的风险。故药物选择上更倾向于时间短、代谢快的药物，其剂量应严格按照体重计算。

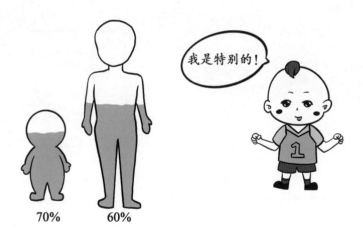

十一、小儿手术是全身麻醉好还是局部麻醉好

麻醉没有最好,只有最适合。对于小儿手术来说,究竟是选择全身麻醉还是局部麻醉,要根据小儿的手术特点、自身状况、年龄大小及配合程度等一系列因素来综合考虑。有些家长认为,全身麻醉会影响小儿的智力发育,实际上这种观点是不准确的。目前没有证据显示全身麻醉药会对小儿神经功能发育产生影响,相反,如果采取局部麻醉,即让小儿在清醒状态下接受手术,恐惧和焦虑可能会对小儿的心理产生不良影响。所以,给小儿实施何种麻醉方式,要综合考虑。当然,无论全身麻醉还是局部麻醉,安全是第一位的。

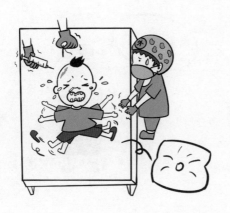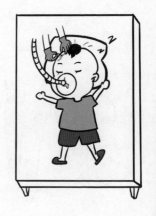

十二、什么叫腹腔镜手术

随着医学的发展，手术越来越微创化。腹腔镜手术是相对于传统开腹手术的一种微创方法，即在患者腹部打几个小洞，往腹腔内充入二氧化碳将腹腔撑起，形成人工气腹。再用特制的加长手术器械，经这几个小洞，在电视监视下完成与开放手术同样的步骤。**如果把腹腔比作一间房屋，为了进入，传统开腹手术是开一个门，而腹腔镜手术是开几个钥匙孔，具有创伤小、效果好、恢复快等优点。**但由于充入二氧化碳造成人工气腹，也会对机体产生一定的影响。同时，并不是所有的手术都适合腹腔镜手术，也要根据患者的病情特点和身体状况来综合考虑。

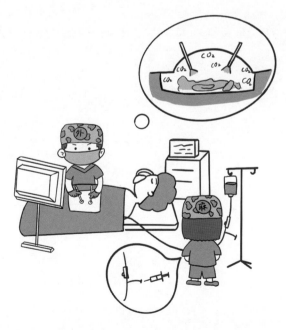

无影灯下的守护
——术中的监测和管理

十三、医生说做腹腔镜手术时肚子里会打很多气，这种气对我有害吗

目前临床上广泛开展腹腔镜手术，以减少患者的创伤。此类手术是在腹腔内注入二氧化碳，将腹腔撑起，便于外科医生在腔镜下实施手术。由于二氧化碳能被机体吸收，所以患者体内的二氧化碳浓度会逐渐升高。

二氧化碳排出综合征是指患者在二氧化碳分压较高且持续的状态下，血液中的二氧化碳快速排出时出现的血压降低、心率减慢、心律失常、呼吸抑制，甚至心搏骤停等症状。这是由于二氧化碳蓄积和动脉血二氧化碳分压（$PaCO_2$）升高已持续一段时间，呼吸或循环中枢对二氧化碳的兴奋阈值已逐渐提高。一旦二氧化碳迅速排出，呼吸或循环中枢失去较高兴奋阈值 $PaCO_2$ 的刺激，即

可出现血管扩张、心排血量骤减、冠脉血管收缩表现，从而出现上述症状。该综合征多见于腔镜或机器人手术，因为这类手术患者体内的二氧化碳分压会很高，如果快速排出时，即会出现二氧化碳排出综合征。

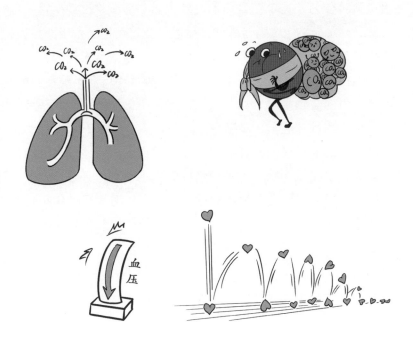

无影灯下的守护
——术中的监测和管理

十四、水也能引起中毒吗

水中毒是由于机体摄入或输入的水量过多，或者肾功能障碍，抑或容量调节机制障碍导致水在体内潴留，引起血浆渗透压下降和循环血量增多的一组临床综合征，主要是体内钠离子浓度降低引起的，故也称为稀释性低钠血症。

水中毒可分为急性水中毒和慢性水中毒，前者常出现头痛、精神失常、共济失调、嗜睡与躁动交替以及昏迷等神经系统典型表现，也可由于细胞外液量增多出现颅内压增高症状，表现为头痛、呕吐、视神经水肿、血压增高；后者可因程度不同而出现不同症状。明确患者为急性水中毒后，应立即停止水分摄入或静脉输液，必要时可运用利尿药减少血容量，病情严重者需补充氯化钠纠正低钠血症，迅速提高细胞外液渗透压，使细胞内液体移向细胞外，减轻急性水中毒症状。当药物治疗效果不佳时，可给予血液超滤治疗，一方面可以通过超滤清除水分，另一方面可以纠正低钠血症，维持水、电解质平衡。此时常用硝普钠、硝酸甘油等药物保护心脏。

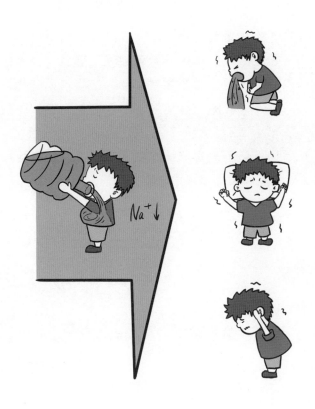

$Na^+\downarrow$

无影灯下的守护
——术中的监测和管理

十五、为什么要在脖子上打针还放管子

这是中心静脉穿刺置管的操作。中心静脉是指距离心脏较近的大静脉，主要包括双侧颈内静脉和锁骨下静脉。穿刺时通常选择右侧颈内静脉，因其位置相对固定，血管较为陡直，而且离心脏最近。此外，右侧没有胸导管，而且右侧的胸膜顶部比较低，便于穿刺，不容易造成气胸。中心静脉穿刺置管可以迅速开通大静脉通道，便于大量、快速输液、输血，使得抢救治疗得以顺利实施，同时可以监测中心静脉的压力，指导液体的输入。

对于需要监测中心静脉压的患者（如肝脏手术、心脏手术等），或者需要静脉营养、长期化学治疗的患者，往往需要进行中心静脉穿刺并置管。

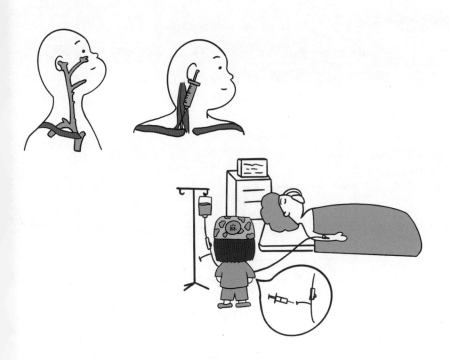

十六、手术过程中我会不会突然醒过来

术中突然醒来的情况几乎不会发生。手术过程中,麻醉医生会利用药物维持麻醉深度在一个合适水平,使患者感受不到疼痛与刺激,且生命体征处于安全范围,便于外科操作,并对麻醉深度进行监测,以防麻醉深度变浅而导致患者苏醒。不过在神经外科手术中,有一类特殊的手术,需要在术中唤醒患者,以观察手术对脑功能区的影响,并进行功能区保护,在最大安全范围内更广泛地切除病灶,同时尽可能避免和减少患者术后出现永久性功能障碍的风险。所以,**除非是必要的唤醒,否则患者是不会在术中突然醒过来的。**

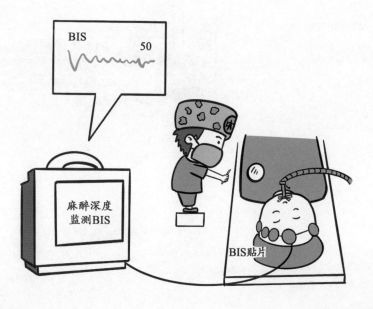

十七、吸入麻醉药是不是吸一口就"倒"了

吸入麻醉药，通过吸入气体就能将患者麻醉，使患者意识消失。但吸入麻醉药的起效时间与药物的血气分配系数有关，血气分配系数越小，药物起效越快。目前医学领域还不存在能让人吸一口就"倒"的麻醉药物。吸入麻醉药要起到麻醉作用，必须满足"足够高的药物浓度"和"足够长的药物起效时间"两个条件，药物通过肺部进入血液循环，然后作用于中枢神经系统使意识丧失，这个过程**最快也需要 1~2 分钟**。所以，网络上或电视上那种闻一下就"倒"的神操作，并不真实。

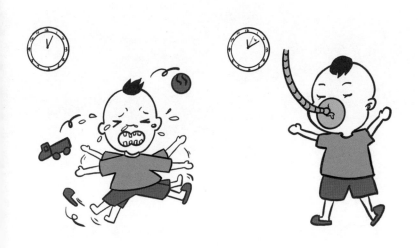

十八、术前医生和我谈到术中可能发生低血压，有哪些原因

麻醉手术过程中，患者有时会出现低血压的情况，这是麻醉医生要极力避免的情况。**术中低血压的原因大致包括患者、麻醉和手术三个方面**：①在患者方面，若术前即有明显低血容量而未予以纠正、严重低血糖、心律失常或急性心肌梗死、动脉硬化致血管张力不足等，术中可伴有不同程度低血压；②在麻醉方面，各种麻醉药的心肌抑制与血管扩张作用、过度通气所致的低二氧化碳

血症及低体温等影响，均可导致低血压；③在手术方面，如术中失血过多未能及时补充，操作引起副交感神经反射或者压迫大血管等，亦是术中低血压的原因。

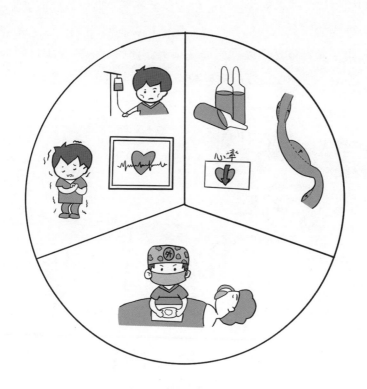

十九、麻醉后血压为什么会下降

麻醉实施后常常会出现血压下降。这是因为人体正常血压的维持主要依靠心排血量和外周血管阻力，而心排血量又受心率、心肌收缩力以及体液容量的影响。在麻醉作用下，由于麻醉药对心肌的抑制作用，使心率减慢、心肌收缩力降低，同时外周血管扩张，导致外周血管阻力降低。在这些因素的共同作用下，尽管体液容量充足，患者依然会表现出血压下降。此时，麻醉医生可以通过加快输液、使用缩血管药物或减浅麻醉来维持正常血压。

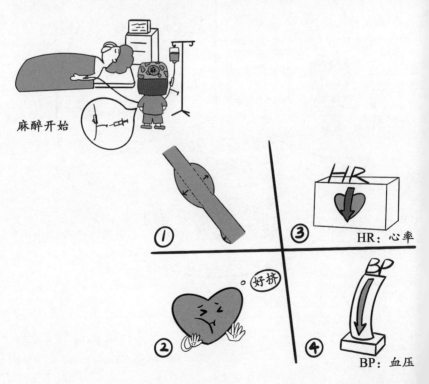

麻醉开始

① 好挤 ②

③ HR：心率

④ BP：血压

二十、高热还分良性、恶性吗

高热是指因各种疾病或其他原因，使人体体温升高达 39 ~ 40℃。高热是一些疾病的前驱症状，需要详细、准确地采集病史，及时进行合理干预，防止高热惊厥发生。临床上所指的**恶性高热是一种遗传病，由于骨骼肌细胞膜先天发育缺陷所致**，平时没有症状，当患者在全身麻醉时接触到某些麻醉药后，会出现骨骼肌强烈收缩，体温快速持续上升，可高达 45℃，同时伴有心动过速、心律失常、呼吸急促、意识改变、血钾升高等表现。除非使用特效药物丹曲林，否则一般降温措施难以将体温降下来，抢救不及时会危及生命。之所以称为恶性高热，是因为其发生时体温急剧上升，超过 40℃以上，而且很难降温，后果严重，不同于普通的发热。

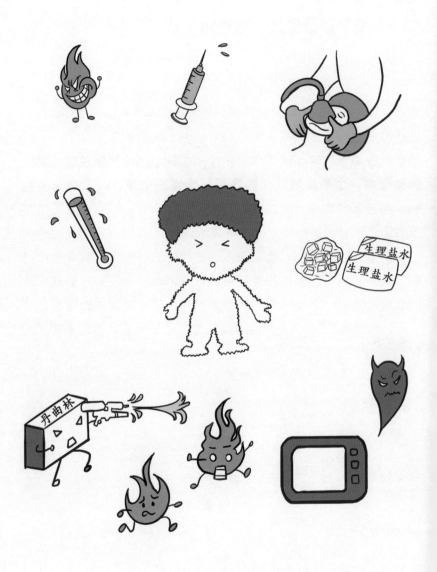

二十一、做个骨科手术，还要用到"水泥"吗

在骨科手术中，特别是关节置换手术中，常常会用到"骨水泥"。**骨水泥是一种用于骨科手术的医用黏合剂，由于其物理性质及凝固后的外观颇像建筑用的白水泥，便有了如此通俗的名称。**所谓骨水泥反应，是指围手术期应用骨水泥植入人体后所产生的一种类似过敏的反应，主要表现包括低血压、心律失常、低氧血症、弥漫性肺微血管栓塞、休克，严重时甚至导致心脏停搏、死亡。因此，在使用骨水泥时要格外小心，同时加强生命体征监测，出现上述症状后立即处理，避免导致严重并发症。

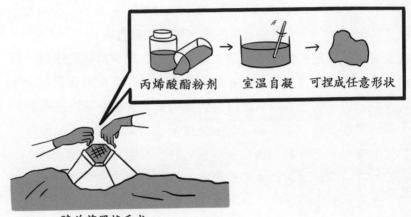

丙烯酸酯粉剂　　室温自凝　　可捏成任意形状

膝关节置换手术

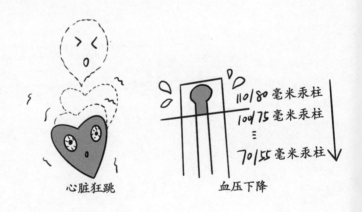

心脏狂跳　　　　　血压下降

二十二、外科医生说我这是小手术，为什么麻醉医生还和我谈很多风险

小手术通常是指那些范围局限、时间短、操作相对简单的体表手术，手术过程不会有明显出血，也不会损伤重要器官，更不会对患者生命造成危险。然而麻醉是不分大小的，就算是单纯的神经阻滞，或者简单的镇静、镇痛，只要是使用了麻醉药，患者就有可能出现药物过敏、呼吸循环抑制、气道梗阻等各种危险情况，如果不能及时处理，就可能造成严重并发症，甚至危及生命。因而我们说，**只有小手术，没有小麻醉。**

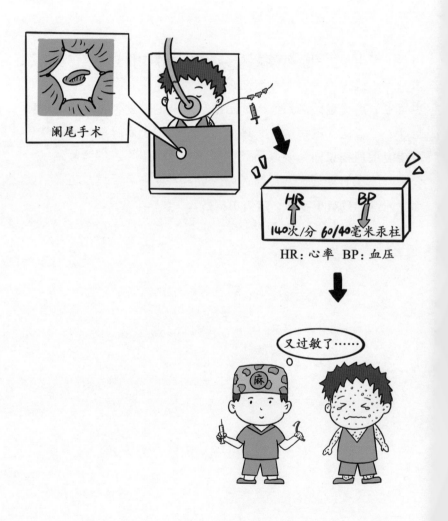

阑尾手术

HR: 心率 BP: 血压

二十三、栓塞都是血栓引起的吗

血管栓塞是临床上较为严重的疾病，是因为动脉或静脉血管被栓子堵住了，导致血流不通畅而引起的局部组织缺血、坏死，从而产生一系列临床表现。栓塞是由栓子引起的，栓子的种类多种多样，血栓是栓子中最为常见的一种。除血栓外，栓子还可以是脂肪、空气、羊水及挫碎组织等。长骨骨折容易发生脂肪栓塞；孕妇在分娩或剖宫产时，容易发生羊水栓塞；静脉输液不小心进入气体，容易发生空气栓塞。**无论什么物质引起的栓塞，一旦发生，后果往往很严重。**

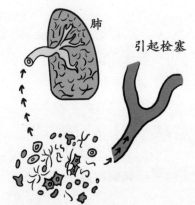

肺

引起栓塞

有形物质进入血液循环

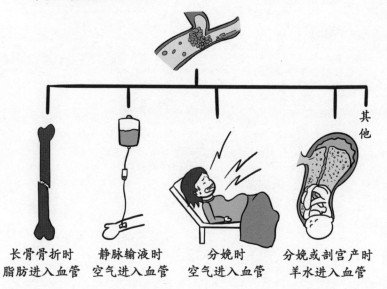

其他

长骨骨折时
脂肪进入血管

静脉输液时
空气进入血管

分娩时
空气进入血管

分娩或剖宫产时
羊水进入血管

二十四、剖宫产打完麻醉药后为什么产妇想吐

剖宫产打完麻醉药后产妇想吐主要是因为低血压导致脑干缺氧，对呕吐中枢造成刺激引起的。 原因主要有两个：①打完麻醉药后，肌肉松弛，产妇处于仰卧位时，增大的子宫压迫下腔静脉，回心

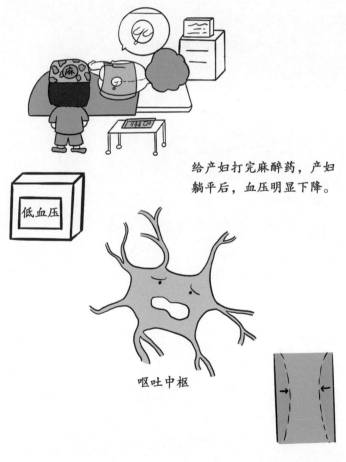

给产妇打完麻醉药，产妇躺平后，血压明显下降。

低血压

呕吐中枢

血量减少，从而引起血压降低（此种情况称为仰卧位低血压）；②椎管内麻醉抑制了交感缩血管作用，导致血管扩张，从而发生低血压。这种情况下，一方面将产妇右侧臀部垫高15°～30°，呈左倾卧位；另一方面，静脉给予缩血管药物，可以有效缓解恶心、呕吐症状。此外，手术中对肠道的牵拉以及使用的缩宫药物也会引起胃肠道反应，进而导致呕吐。

>>>>>>>>

二十五、新生儿窒息怎么判断

Apgar 评分于 1953 年由麻醉科医生 Apgar 博士提出，是国际上公认的评价新生儿窒息最简捷实用的方法。 该评分方法是以出生后 1 分钟内的心率、呼吸、肌张力、喉反射及皮肤颜色 5 项体征为依据，每项为 0 ～ 2 分，满分为 10 分。对于缺氧较严重的新生儿，应在出生后 5 分钟、10 分钟时再次评分，直至连续两次评分均 ≥ 8 分。1 分钟评分是出生当时的打分，反映在宫内的情况；5 分钟及以后评分反映复苏效果，与预后关系密切。新生儿 Apgar 评分以呼吸为基础，皮肤颜色最灵敏，心率是最终消失的指标。临床恶化顺序为皮肤颜色→呼吸→肌张力→反射→心率。复苏有效顺序为心率→反射→皮肤颜色→呼吸→肌张力。肌张力恢复越快，预后越好。

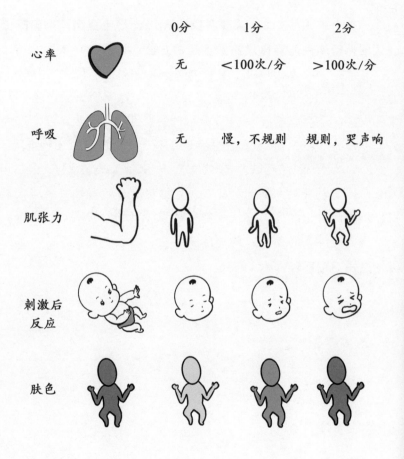

		0分	1分	2分
心率		无	<100次/分	>100次/分
呼吸		无	慢，不规则	规则，哭声响
肌张力				
刺激后反应				
肤色				

二十六、做心脏手术，是不是术中心脏都要停跳

心脏手术，从大的区域划分，可分为介入手术和外科手术。前者是一种微创手术，不需要心脏停搏，如先天性心脏病的介入手术、冠状动脉的介入手术、心律失常的射频消融治疗、器械的植入手术（如起搏器植入）等。而外科手术需进行开胸治疗，一般需要心脏停搏，比如冠状动脉旁路移植术、先天性心脏病（如法洛四联症、严重的室间隔缺损、瓣膜病）手术等。也有部分冠状动脉旁路移植术不需要心脏停搏，而是利用一个特殊的吸盘（称为心脏固定器）将心脏局部固定，进行血管重建。

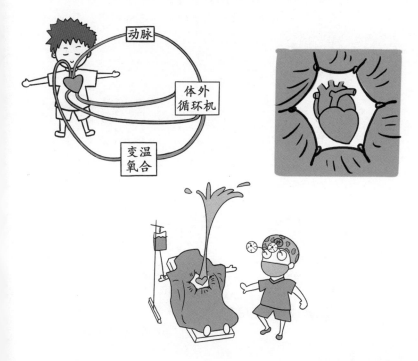

无影灯下的守护
——术中的监测和管理

二十七、术中如果出血多，可以回收使用自己出的血吗

常用的异体血输注会抑制患者的免疫功能，增加手术后伤口感染的风险，同时也不利于身体伤口愈合。而自体血回输是指采集患者自身的血液或血液成分，经过一定的处理和合理储存，在术中或术后需要时再回输给患者，是一种非常安全的输血方法，主要适用于术中出血量大的患者。

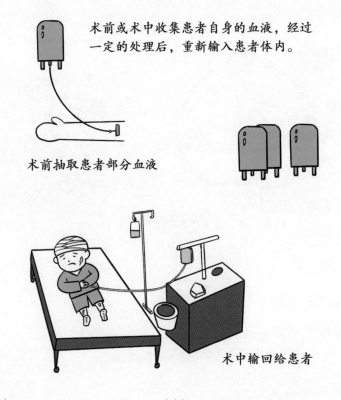

术前或术中收集患者自身的血液，经过一定的处理后，重新输入患者体内。

术前抽取患者部分血液

术中输回给患者

自体血回输包括预存式、回收式和稀释式三种。预存式即在进行手术前 2 周左右进行血液采集处理，保存在合适的环境下，在手术中适当的时间进行输血。这主要是针对身体状况良好的患者。**回收式**是用血液回收机等设备将患者手术中流失的血液收集、过滤、分离、清洗、净化后，再输入患者体内。**稀释式**即在患者麻醉后就采集一定的血液，同时向患者体内输入晶体以及胶体溶液，使患者身体内的血液稀释，进而维持患者正常的血容量，这样手术中流失的只是稀释血液而已。自体血回输能够在确保患者输血安全的同时减轻采供血机构无偿献血的压力。另外，自体血回输能及时给患者补充血液，维持患者的血容量和血压，特别是对于急诊抢救和手术中大出血的患者，能够赢得抢救时间。此外，还能解决血型配对困难患者和有严重输血反应病史患者的手术用血，尤其适合稀有血型的手术患者。

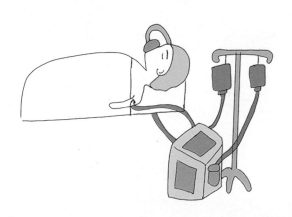

无 影 灯 下 的 守 护
—— 术 中 的 监 测 和 管 理

二十八、术中使用了阿片类药物，会不会成瘾

手术过程中，为了有效镇痛，往往会使用阿片类药物。阿片类药物的成瘾问题是大家所担心的。

术中短暂使用阿片类药物，不会导致成瘾问题。首先，在创伤的刺激下，阿片类药物主要发挥的是镇痛作用，较少出现成瘾现象。其次，麻醉医生会根据患者的体重及身体状况，合理选择药物的种类和剂量，既充分发挥镇痛作用，又不产生成瘾不良反应。随着技术的进步与药物的改进，现如今使用的都是镇痛性强、成瘾性小的药物。因此，在麻醉科医生的严格管控下，术中阿片类药物的使用并不会产生成瘾性。

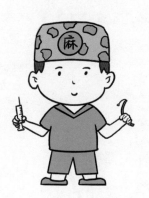

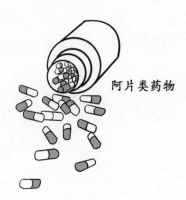

阿片类药物

二十九、为什么手术室里那么冷

手术室内的温度一般会保持在 22 ～ 24℃。患者进入手术室时仅穿病号服，甚至因手术类型和部位不同，需要暴露不同面积的皮肤，所以患者体感温度会较低，感到冷。

手术室内温度设置较低，有以下几个原因：**一是**较低的温度能抑制病原体繁殖，更好地预防感染的发生。**二是**较低的温度可以使手术医生头脑清醒。适宜温度下做手术，会使人非常清爽，不燥热、不浮躁，更好地沉下心来完成手术。**三是**低温可避免手术医生出汗。在手术室，医生里面穿刷手服，外面还有无菌手术衣，在全神贯注的工作状态下，即便是比较低的温度也容易出汗，特别是易出汗体质的医生，这时手术台下的巡回护士就要帮忙擦拭额头

无 影 灯 下 的 守 护
——术中的监测和管理

的汗水，防止汗水滴落。总之，手术室内恒温、恒湿、恒压、清新、洁净、舒适、无菌，使患者在手术时杜绝医源性感染，以保证患者术后能更快、更好地恢复。

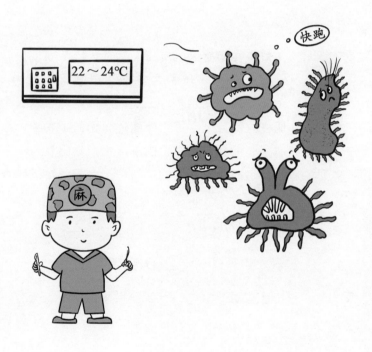

三十、都已经全身麻醉了，为什么还要神经阻滞麻醉

首先，作为多模式镇痛的一种，神经阻滞麻醉维持时间非常长，对患者生理功能影响小，可以提供满意的术中和术后镇痛，有利于患者早期康复，符合外科医生提出的术后加速康复（ERAS）的理念。其次，当全身麻醉与神经阻滞麻醉合用时，可提供更好的镇痛，减轻患者术中的应激反应，减少炎性细胞因子释放，还可以减少全身麻醉药及术后镇痛药的用量，大大降低全身麻醉药的不良反应，如术后恶心、呕吐和老年人认知功能异常的发生。最后，有些患者患有呼吸系统、心血管系统疾病，传统的全身麻醉要求镇静、镇痛、肌松，对患者呼吸系统影响较大，椎管内麻醉由于对循环系统影响较大也不适合，所以，**神经阻滞联合全身麻醉或椎管内麻醉能够取长补短，使患者术后苏醒迅速，恢复也快。**

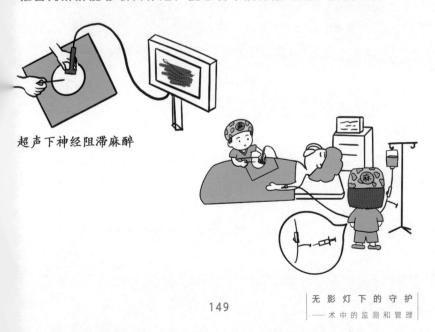

超声下神经阻滞麻醉

第四章

自始至终的陪伴
——麻醉后的关怀与治疗

一、手术结束后什么时候能醒

一般来说，在手术即将结束、外科医生开始缝合伤口时，麻醉医生就开始减少麻醉药的用量。最后一针缝合完毕后，麻醉医生会停止麻醉药的使用。由于现在普遍使用的是短效麻醉药，药物的代谢时间都很短，所以，在手术结束后不久，当麻醉药的浓度降低到有效浓度以下，患者就会醒来。有时麻醉医生还会使用一些麻醉药的拮抗药，以促进患者术后早期苏醒。所以，**一般患者在术后 30 分钟内会醒来。**

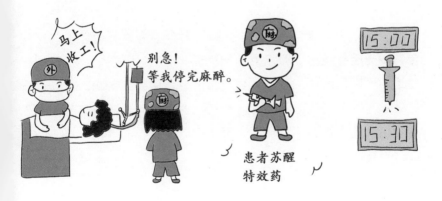

自 始 至 终 的 陪 伴
——麻醉后的关怀与治疗

二、什么叫苏醒延迟

麻醉苏醒期始于停止给麻醉药，止于患者能对麻醉医生的言语做出正确的反应（比如睁眼睛、张大嘴巴和咳嗽等）。这是患者脱离麻醉状态、安全恢复的指征。任何麻醉药都有各自的代谢时间，对于吸入性麻醉药而言，当停止药物的吸入后，血液里的药物会随着患者的每一次呼吸逐渐从肺里排出，此时血液里的药物浓度会逐渐下降，当下降到一定程度之后，患者即能对言语刺激做出反应。而静脉麻醉苏醒期长短与给药的多少、药物本身的性质以及患者的肝肾功能状态有关。因此，难以对苏醒延迟的时间做统一规定。

我们一般认为，**术后超过 30 分钟，患者不能睁眼和握手，对痛觉刺激无明显反应，即视为苏醒延迟。**麻醉后苏醒延迟的原因往往是手术中患者体温过低，导致麻醉药代谢受到影响；也有可能患者本身肝、肾功能不好，麻醉药代谢出了问题；还有可能是患者术前使用了地西泮（安定）等作用时间较长的药物，这些药物的效果往往会持续到术后数小时。

处理措施：当出现麻醉后苏醒延迟的情况时，请家属们耐心等候，不要太着急。麻醉医生会积极判断麻醉苏醒延迟的原因，并采取相应的措施。对于体温低的患者，麻醉医生会给患者盖上被子，将温度适宜的暖风机放在被子里面，或者给患者铺上加温毯，促进患者体温回升；如果是因为使用了一些代谢较为缓慢的静脉药物，麻醉医生会通过特定的拮抗药来使这些药物快速失去作用，从而让患者尽快苏醒。

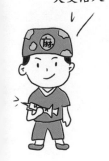

下面请欣赏我的表演
大变活人

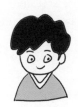

睁眼

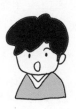

张大嘴巴

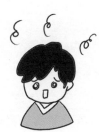

为什么
世界在转圈圈

三、术后我不自主地发抖，是什么原因

麻醉手术之后发抖称为术后寒战，是指手术后患者因为寒冷出现不能自主的肌肉收缩抽动。其原因可能是局部麻醉药的作用、吸入性麻醉气体、手术时间较长、术中大量地输血或输液、手术野暴露面积大以及外科医生使用大量的冲洗液。

体温调节机制：患者平时在正常状态下，大脑中会有一个调节体温的结构，使体温维持在 37℃左右。当体温高了，这个结构会发出命令，使机体以出汗的方式降低体温；当体温低了，这个结构又会让全身肌肉收缩或者通过肝脏代谢来升高体温。但是在全身麻醉时，患者大脑中的这个结构会受到抑制，发挥不了它的作用，此时患者的体温便会随着外界温度的变化而变化。手术室温度一般较低，如果手术中没有注意为患者保暖，可能导致患者体温变低，当患者醒来之后，会感觉周身寒冷，自然会不自主地颤抖。

术后寒战的危害：当发生寒战时，肌肉痉挛使身体的代谢增强，呼吸频率和心率都会加快，导致耗氧量明显增加，不但会出现低氧血症，而且术后发生心肌缺血的可能性也会增加；同时，肌肉收缩会导致疼痛加剧，影响术后的恢复质量。

处理措施：当手术时间特别长或者患者体内注入大量液体时，麻醉医生会用暖风机和加温毯，并同时给输入的液体或血液进行加温，确保患者维持合适的体温。保暖、吸氧都能使寒战得到缓解，必要时麻醉医生会给予药物治疗。

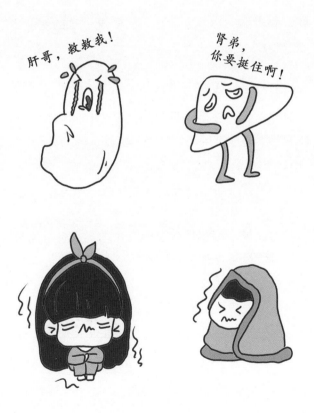

自 始 至 终 的 陪 伴
——麻醉后的关怀与治疗

四、术后为什么不能立即回病房

麻醉好比开飞机，飞机起飞和着陆是最危险的时刻。麻醉后的苏醒就好比是飞机的着陆期。此时，虽然手术结束了，但手术造成的创伤，以及麻醉药对机体功能的影响仍然会持续一段时间，有可能会存在药物代谢不完全的现象，甚至可能出现一些严重的并发症，此时把患者送回病房是非常危险的。所以，通常手术结束后，患者会被送入麻醉恢复室，接受进一步的生理功能监测和观察。

什么是麻醉恢复室？麻醉手术后的患者，因个体用药、手术创伤及自身疾病的差异，在手术后早期处于各种不同的恢复状态，多数患者会出现不同程度的苏醒无力、烦躁、疼痛等情况。据统计，术后 24 小时死亡病例中，50% 是可以避免的，其中 1/3 只需要加强术后管理即可改观。麻醉恢复室专门为此而设。

麻醉恢复室的各种监测和抢救设备、急救药品都非常齐全，而且会配备一至两位经验丰富的麻醉医生。如果患者在手术结束麻醉苏醒时出现危险情况，如呼吸抑制、血压过高或过低以及心律失常等，麻醉医生会快速发现并且立即处理。这种处理术后恢复早期意外情况的条件和能力，是普通外科病房所不具备的。

在麻醉恢复室的复苏时间需要多久？**术后患者体内麻醉药效逐渐消退，患者生命体征平稳，直至意识逐渐清醒，这个过程少则20～40分钟，多则需要1～2小时。**苏醒时间可能比我们想象的长，但请不要太担心。手术顺利结束，让我们给患者一点儿时间慢慢苏醒。在复苏过程中，麻醉护士会密切观察病情，保持患者的呼吸道通畅、生命体征平稳。当患者的生命体征趋于稳定，她们会亲切地唤醒患者，此时患者若能睁眼应答并能用力握手或抬头，经麻醉医生判断患者达到出室标准，麻醉医生才可以安心地将患者送回病房。

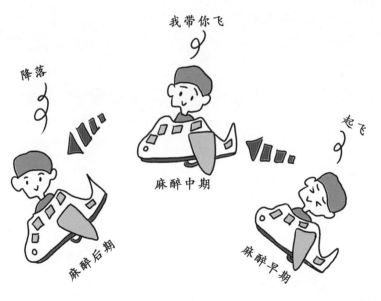

我带你飞

降落

起飞

麻醉中期

麻醉后期

麻醉早期

自 始 至 终 的 陪 伴
——麻醉后的关怀与治疗

五、术后是不是都要去枕平卧 6 小时

不是的。**只有脊椎麻醉（腰麻）后需要去枕平卧 6 小时，而全身麻醉后是不需要的。**

脊椎麻醉（腰麻），又称为蛛网膜下腔麻醉。该麻醉方式是经过腰椎穿刺，穿破蛛网膜，将局部麻醉药注入蛛网膜下腔。蛛网膜下腔中除了有脊髓、神经纤维外，还有脑脊液。由于在穿刺中要穿破蛛网膜，所以脑脊液有可能从穿刺孔中漏出来，导致脑脊液减少。脑脊液是存在于脑室和蛛网膜下腔的一种无色透明液体，包围并支持着整个脑和脊髓，是构成颅内压力的三大部分之一。脑脊液的生成和排出一般处于动态平衡，如果因为外界因素导致脑脊液减少，就会引起颅内压降低、颅内血管扩张，进而导致头痛。

因此，脊椎麻醉（腰麻）后建议患者去枕平卧，以预防和减少脑脊液的漏出。而全身麻醉没有对蛛网膜造成影响，不会出现脑脊液漏出的风险，所以不需要去枕平卧。

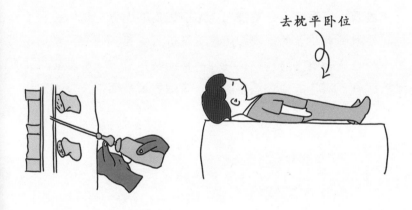

去枕平卧位

自 始 至 终 的 陪 伴
——麻醉后的关怀与治疗

六、术后我总是恶心、呕吐，是怎么回事

引起恶心、呕吐的原因很多，主要有三个方面。**首先，是麻醉药的作用。**许多麻醉药，特别是吸入麻醉药和阿片类镇痛药，其不良反应表现为恶心、呕吐。**其次，是手术的影响。**胃肠道部位的手术、牵拉卵巢以及腹腔镜手术和中耳的手术，均有可能导致呕吐。**最后，是患者自身的情况。**术前饱胃的患者、幽门梗阻或高位肠梗阻患者、外伤疼痛和焦虑以及放置胃管的患者，术后常易发生呕吐。有研究显示，女性，有晕动症、恶心、呕吐史等，是术后恶心、呕吐的独立危险因素，吸烟患者反而很少发生恶心、呕吐。

麻醉医生会根据患者的情况安排合适的麻醉药和围手术期治疗方案，如采用神经阻滞等术后镇痛方案、减少阿片类镇痛药的剂量等，从而减少术后恶心、呕吐的发生。

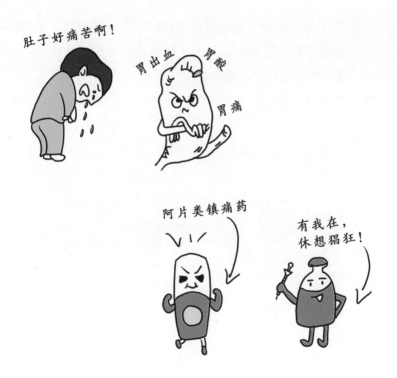

七、为什么患者术后出现躁动或精神症状

在医学上，这种现象被称为术后谵妄（postoperative delirium，POD），是一种急性器质性脑综合征，主要表现为意识不清晰、定向力减退、胡言乱语、烦躁不安，对环境、人物认知力下降，甚至出现幻觉、错觉和妄想。持续时间在几小时至几天不等。

POD 的产生与患者的年龄、术前脑功能障碍存在与否、术前精神类药物使用与否、肌肉松弛药（简称肌松药）的残留作用、手术方式、麻醉方式等多种原因有关。对于存在 POD 高风险的患者，麻醉医生会加强监测和管理，并针对相应的原因进行处理，确保患者的安全和生理状态平稳。

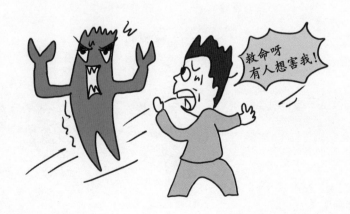

八、虽然我醒了，但是我睁不开眼，这是怎么回事

大家应该都听说过"鬼压床"，即在睡眠的时候，能够意识到自己躺在床上，但是无论怎么努力尝试，眼睛都睁不开，同时手和脚也都抬不起来。这是怎么回事？

科学的解释：人的正常睡眠分为几个时相，其中一个是**快速动眼期，在这个时相内，我们全身的肌肉除了呼吸肌之外，都处于极低张力的状态，即肌肉无法收缩**。眼部周围的肌肉无法收缩，则睁眼就很困难；四肢的肌肉无法收缩，自然也就无法带动相应肢体的运动。这其实是一种保护作用，避免我们在睡眠中进行无意识的运动，从而伤害到自己或周围的家人。

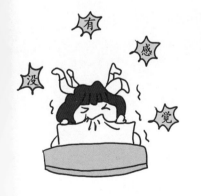
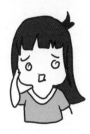
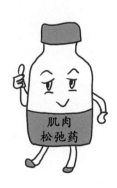

而在麻醉时，麻醉医生会使用镇静药（让你在术中入睡）和肌肉松弛药（让你全身的骨骼肌松弛）。由于不同的药物代谢速度不一样，让患者入睡的镇静类药物代谢比较快，而让患者肌肉松弛的肌松药代谢比较慢，所以，在麻醉结束后，患者的意识是清醒的，但是由于肌肉没有力量，会感觉睁眼比较困难。等到肌松药药物效力完全消失，就会恢复到正常状态。有时，麻醉医生会给患者使用肌松药的拮抗药，这样肌肉松弛状态会很快消失，患者也会很快感觉力量恢复了。有意识却无法睁眼和移动四肢，这对患者来说是恐怖的，甚至会给患者带来心理上的创伤，特别是对小儿。所以，目前在临床上，麻醉医生一般会等患者体内的肌肉松弛药代谢完毕，再停止镇静药的使用，让患者恢复意识。

>>>>>>>>

九、术后我感觉喉咙有点儿痛，是什么原因

这是很正常的情况，在全身麻醉手术过程中，由于使用肌肉松弛药，患者是没有自主呼吸的，在这种情况下，麻醉医生会借助气管导管通过呼吸机帮助患者呼吸。这个气管导管需要从口腔或鼻腔经喉咙插入气管。

由于咽喉部的组织较为柔软、脆弱，气管导管的刺激会导致咽喉部黏膜充血，甚至水肿。所以，等手术结束、拔出气管导管后，患者会感觉喉咙有点儿痛，这是正常现象，通常很快就会好转。

但如果术后出现较长时间的喉咙痛或声音嘶哑，就要警惕是否发生了其他并发症，要及时告知医生。因为使用肌松药之后，咽喉部的组织失去了肌肉的支撑作用，会变得容易发生移动甚至脱位，如果患者比较肥胖或者颈部活动受到限制而需要多次尝试插管，此时就有可能会导致并发症，如杓状软骨脱位等，要及时告知医生。

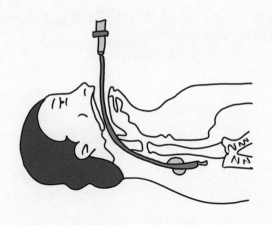

十、为什么我醒来后感觉口干

术后感觉口干，原因也是多方面的。

首先，为了确保麻醉期间的安全，防止出现呕吐误吸，患者会在手术前禁食、禁饮好几个小时，导致**体内液体得不到及时补充，因此会感觉到口渴**。

其次，在手术过程中，由于失血、失液，以及较大伤口时（比如开腹和开胸手术）液体从腹腔或胸腔蒸发，导致**机体液体容量不足，也可能会出现口干**。

最后，为了保证患者呼吸道的干净和通畅，麻醉医生一般会使用抑制腺体分泌的药物，所以，**术后唾液分泌减少，也会有口干的感觉**。

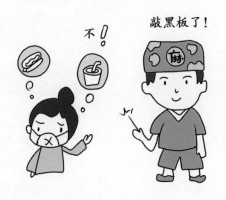

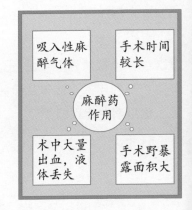

十一、为什么我手术麻醉醒来后总是想小便

很多患者术后主诉总是想小便，尤以男性患者明显。**这主要是插入了导尿管的原因——"导尿管膀胱刺激征"。**

在手术过程中，为了补充液体的丢失（禁食禁饮、出血等原因引起），需要长时间输液。而由于患者在麻醉后，尿道括约肌受到抑制不能有效地发挥作用，所以大多数患者需要导尿，即将一次性无菌导尿管经尿道插入膀胱中，并且用一个气囊固定，外接一个能容纳 1 000 毫升左右液体的无菌袋。通过使用导尿管，患者在术中产生的尿液就会不断流到导尿袋中，麻醉医生可以通过观察导尿袋中的尿量和颜色来判断患者体内容量状态，决定下一步

的液体治疗措施。为了减轻患者的导尿痛苦，医生通常在麻醉后给患者导尿。由于患者术前没有感知到这种刺激，在麻醉苏醒后，会因导尿管的刺激而产生想小便的感觉，此时患者不必紧张和烦躁，待导尿管拔除后症状即可消失。

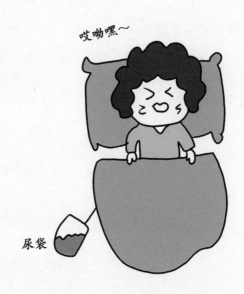

十二、为什么有的镇痛泵接在手上，有的接在后背

这与镇痛泵的种类有关，**接在手上的是静脉泵，接在后背上的是硬膜外泵**。**静脉泵**是通过静脉输注将镇痛药注入体内而产生全身的镇痛作用。**硬膜外泵**是将局部麻醉药或其他镇痛药输注到硬膜外腔，通过阻断神经传导而产生镇痛作用。

两种方式都可以起到术后镇痛的作用，麻醉医生会根据具体情况选择相应的术后镇痛方式。如果在手术的过程中，麻醉医生对患者施加的是全身麻醉，那么在术后，麻醉医生会给患者应用静脉泵。如果患者接受的是半身麻醉，也就是从后背上打麻醉药，那

么有可能会使用硬膜外泵。通常分娩镇痛都是使用硬膜外泵。不管是何种镇痛泵，里面配制的药物一般都是镇痛药和镇吐药，目的是控制术后疼痛以及恶心、呕吐。静脉泵和硬膜外泵的效果相当，麻醉医生会根据具体的情况为患者安装最合适的术后镇痛泵。

三头六臂，各显神通。

这次接哪里呢！

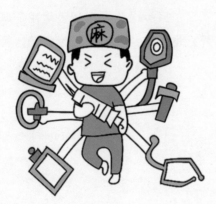
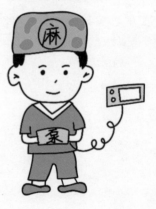

十三、用了镇痛泵是不是就完全不疼了

用了镇痛泵并不是完全不疼了。

首先，我们要了解的是，术后疼痛是机体受到手术所致组织损伤的一种反应，包括生理、心理和行为上的一系列反应。术后疼痛必然有一系列不利影响，但轻微的疼痛也有警示、制动、有利于创伤愈合的"好"作用。有效的手术后镇痛，不但要减轻患者的痛苦，也要有利于疾病的康复。**"镇"痛泵的目的是降低术后疼痛，提高患者满意度，而不是完全消除疼痛**、让患者一点儿感觉都没有的"灭"痛泵。麻醉医生会通过镇痛的评分来判断镇痛的效果。通常将镇痛评分控制在 3 分以下即可。**如果过分追求完全不痛，有可能会因为用药过度导致不良反应增加。**

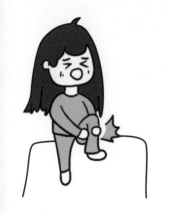
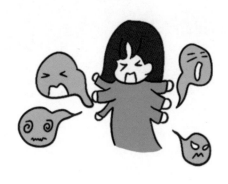

其次，目前普遍采用病人自控镇痛(patient controlled analgesia，PCA)，即患者感觉疼痛时按压启动键，通过镇痛泵向体内注入设定剂量的镇痛药以减轻疼痛。患者按需调控注入镇痛药物的时机和剂量，从而达到不同条件下患者对镇痛的个体化要求。

虽然术后镇痛只是快速康复过程的一个环节，麻醉科与外科依然会在快速康复的理念下继续探索，精益求精，使患者更平稳、更快速地康复。

>>>>>>>>

十四、术后医生为什么让我标记疼痛程度

VAS 评分的中文名称是视觉模拟评分法，是疼痛测量方法的一种。
其使用方法：通常是在一张白纸上画一条长 10 厘米的粗直线，
最左端 0 分代表完全无痛，最右端 10 分代表难以忍受的剧痛。
被测者根据自己的感受，在直线上相应部位做标记，测量无痛端
至标记点之间的距离，即为疼痛强度评分。

为避免评价结果的分值在某些数值周围聚集，采用 VAS 进行疼痛
评价时，通常不建议在 VAS 线段中间另加数字或描述性语言，而
是由受访者根据自己当前或过去 24 小时内的疼痛感受，自行在
VAS 线段上选定一个点标记疼痛强度。研究者通过测量代表"无
痛"的起点至标记点之间的距离来确定 VAS 得分。分值越高，疼
痛程度越强。因此，对于单个受访者来说，其 VAS 评分的测定结
果可能是整数，也可能不是整数。

VAS 疼痛评分被广泛应用于疼痛科和各个外科病房，通过对患者的疼痛进行评分，医生可以感知患者的疼痛程度，方便进行下一步的镇痛处理。

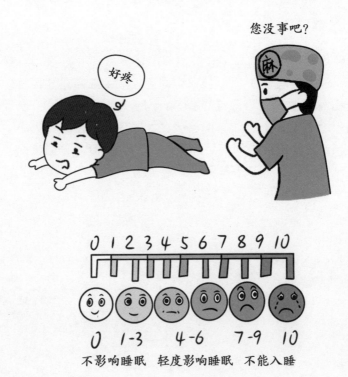

十五、半身麻醉后为什么我头痛得厉害

麻醉后头痛，常见于椎管内麻醉后，主要是由于脑脊液漏出导致颅内压降低。椎管内麻醉主要是在腰椎部位，利用特殊的穿刺针，将局部麻醉药注入脊柱内的硬膜外腔或蛛网膜下腔。在穿刺过程中，如果意外穿破了蛛网膜，会使蛛网膜下腔的脑脊液从穿刺孔流出来，导致脑脊液减少，颅内压降低，使颅内血管牵拉、扩张，从而导致头痛。

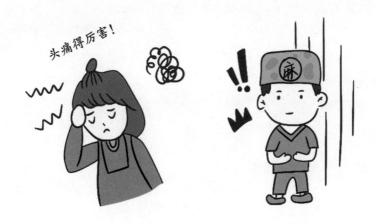

最常见于硬膜外穿刺，因为硬膜外穿刺针相对较粗，如果意外穿破了蛛网膜，会导致脑脊液漏出较多，影响较为明显。半身麻醉后头痛是椎管内麻醉的常见并发症，患者不必紧张，通过补液、卧床，很快可以缓解。如果发生头痛，麻醉医生会依据头痛程度分别进行治疗：①**轻微头痛**，卧床 2～3 天即可自行消失；②**中度头痛**，患者平卧或采取头低位，每日输液 2 500～4 000 毫升，并应用镇静药或肌内注射小剂量镇痛药（如哌替啶 50 毫克）；③**严重头痛**，除上述措施外，麻醉医生会进行硬膜外充填血液疗法，即先抽取自体血液 10 毫升，在 10 秒内经硬膜外穿刺针注入硬膜外间隙，注入后患者平卧 1 小时，有效率达 97.5%，甚至注射后即有效。如果第 1 次注射自体血液后不能完全消除头痛，可第 2 次注射，有效率达 99%。

>>>>>>>>

十六、麻醉苏醒后，为什么我感到肌肉酸痛

首先，考虑是麻醉药的不良反应。 在全身麻醉时，麻醉医生要使用很多药物，包括阿片类镇痛药和肌肉松弛药等，让患者从清醒进入睡眠状态。其中有些药物的使用会导致患者的肌肉不自主震颤，简称肌颤。由于肌肉震颤会在短时间内产生大量乳酸，导致乳酸堆积，正如我们在剧烈运动后，也会导致乳酸堆积一样。**乳酸堆积就会使我们感到肌肉酸痛。**

其次，全身麻醉手术时，患者所有肌肉、关节会长时间地保持同一个姿势不能动弹，患者麻醉苏醒之后，改变身体四肢的姿势或者活动，就会感觉到全身肌肉酸痛。

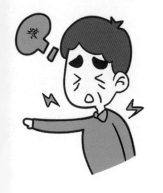 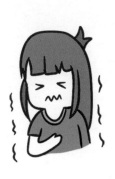 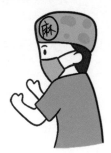

需要我帮你做什么吗？

自 始 至 终 的 陪 伴
——麻醉后的关怀与治疗

再次，手术本身对患者机体的创伤，也有可能会引起患者全身肌肉酸痛。患者术后应尽早下床活动，促进血液循环，从而改善全身肌肉酸痛的症状。

但大家不必紧张，这种肌肉酸痛很快可以恢复。如果酸痛的程度在您的忍耐范围内，完全可以不必理会，适度地休息和活动，大概 2 ～ 3 天后就会完全消除；如果不能耐受这种肌肉酸痛，可以寻求专业麻醉医生的帮助，主要方法是服用非甾体类或阿片类镇痛药进行规范化治疗。

> > > > > > > >

十七、半身麻醉后什么时候能恢复知觉

半身麻醉是指椎管内麻醉，分为硬膜外麻醉和蛛网膜下腔麻醉。这两种麻醉方法都是通过局部麻醉药物作用在硬膜外腔或蛛网膜下腔，阻断脊髓神经根的感觉和运动传导，从而产生麻醉效果。

如果所使用的麻醉方式是单次注药的蛛网膜下腔阻滞麻醉，在注药开始之后的 2 ～ 4 小时，患者就能够恢复知觉。

如果所使用的麻醉方式是可以连续给药的硬膜外麻醉，从最后一次硬膜外腔注药后 2 小时左右，患者就能够恢复知觉。总体来说，**半身麻醉恢复知觉的时间一般控制在 4～6 小时。**

目前常使用的麻醉药都是中短效的局部麻醉药，对神经阻滞都是可逆的，只要合理使用，一般在停止用药 4 ～ 6 小时后，知觉会慢慢恢复。**知觉恢复首先是感觉恢复，然后是运动恢复。**如果在术后 12 小时以上感觉还没有恢复，就要提高警惕，及时告知麻醉医生，以判断是否发生了其他并发症。

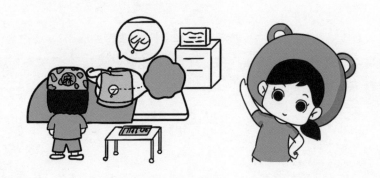

十八、为了充分休息，是不是术后尽可能少下床

不是的。正相反，**术后患者应该根据自己的实际情况，尽可能地早下床、多下床活动**。这样做主要有以下几个好处：①下床活动可以**预防静脉血栓**。如果长期卧床，下肢的血液循环慢，静脉回流不通畅，容易在下肢形成血栓，患肢可能会因血液回流不畅而发生水肿，或者因为缺血缺氧而发生坏死；此外，更为严重的一种情况是下肢的血栓脱落，血栓随着血液回流到肺中，引发致死性并发症——肺栓塞。②下床活动可以**防止压疮**。长时间卧床，由于局部组织长期受压，发生持续缺血、缺氧、营养不良而致组织溃烂坏死，坏死的组织除了影响局部功能之外，还会引起继发感染，以及可能向血液中释放大量的钾，引发高钾血症导致心律失常。③下床活动可以**预防坠积性肺炎和肠粘连**的发生。④下床活动还能**促进胃肠功能恢复**，有利于术后患者的营养吸收。术后

患者的营养状态对于康复来说至关重要，不充分的营养状态，会使患者自身抵抗力减弱进而引起感染，还会使患者的伤口愈合缓慢。因此，尽早下床活动非常必要，可根据自己的情况，在医生的指导下进行活动。

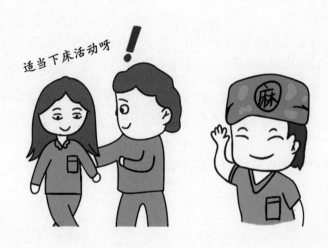

十九、为什么苏醒后医生嘱咐我深呼吸

因为在手术麻醉的过程中，患者自己是不呼吸的，而是依靠呼吸机的帮助进行呼吸。这一方面可能会导致患者的一部分肺没有完全扩张，易引起术后肺不张；另一方面，患者术中分泌的痰液也会存在于肺和各级气管中，引起气道阻塞。轻度气道阻塞可能会引起肺气肿，而重度气道阻塞会引起肺不张。

无论肺气肿还是肺不张，都会严重影响患者肺功能，导致患者体内的氧气供应不足，或者二氧化碳在体内蓄积，进而发展成呼吸性酸中毒或碱中毒，会使患者的各个重要脏器出现功能紊乱。

手术麻醉结束之后，患者自己的呼吸逐渐恢复，麻醉医生会嘱咐患者深呼吸，通过患者的深呼吸运动，使没有扩张的肺重新复张，也可以促进痰液引流，有助于术后肺功能快速恢复。

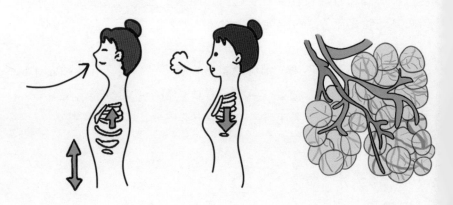

二十、术后什么时候可以吃饭、喝水

这取决于手术部位和麻醉类型。

患者如果是非胃肠道局部麻醉手术，术后即可正常饮食，避免辛辣刺激食物即可；如果是非胃肠道全身麻醉、半身麻醉手术，术后 6 小时或第二天即可逐步进食半流质饮食，但如果出现进食后腹胀、腹痛就必须停止进食，注意不可以暴饮暴食，需要少量、多次。

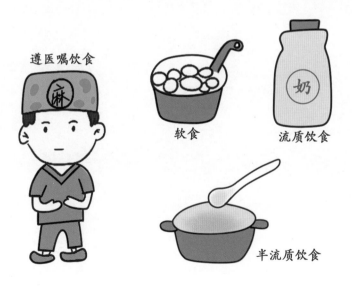

遵医嘱饮食

软食

流质饮食

半流质饮食

187

对于胃肠道部位的手术，由于手术中各种操作的直接刺激，术后胃肠道功能一般处于抑制状态，有的手术直接在胃肠上进行，比如切胃或切肠，术后胃肠上有吻合口，早期进食可能会引起吻合口愈合不良，甚至发生吻合口瘘。因此，患者在术后一般会经静脉输入一段时间的营养液，待胃肠吻合口愈合以及胃肠道功能恢复后，便可以逐步恢复经口进食。一般需要 4 ～ 5 天的时间，具体需要根据手术类型及患者自身的体质来决定，建议听从外科医生的指导。

>>>>>>>>

二十一、为什么有些患者术后要送到 ICU

ICU 即重症监护治疗病房，是医院里提供重症监护和治疗的专科。
ICU 是医院里医护人员和设备最为集中的科室，医护人员根据病情对患者进行 24 小时不间断的连续监测，并随时处理各种异常状况。

患者术后是否被送到 ICU，是由患者的病情决定的。如果患者一般情况良好，术后生命体征稳定，无严重并发症风险，则会被送回病房。如果患者病情严重，或手术过大、时间过长，或术中出现一些严重事件，又或者患者不适宜术后立刻苏醒，或术后需要呼吸机治疗，则术后会被送到 ICU。

现在西医的专科越分越细，外科分成普通外科、神经外科、胸外科等专科，有的外科还会再分为多个亚专科。当学科细分到一定程度后，外科医生的专业面就会缩窄，在其专业内的某些领域可以成为专家，但在专业之外的领域，认知就相对有限了。

自 始 至 终 的 陪 伴
——麻醉后的关怀与治疗

ICU 医生的知识面很广，不但是重症医学专家，还具有非常扎实的内科学基础，熟悉外科学基本原则，擅长从患者整体的角度实施治疗和管理，并能把各个专科协调在一起，对患者实施最有效和最有序的治疗。

总之，医生让患者术后进入 ICU，是为了给手术治疗加一道保险，帮助患者平稳地度过危险的围手术期，获得最佳恢复。

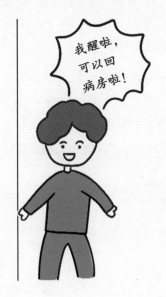

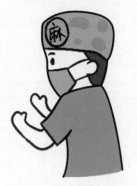

6